香港急症科醫學院 編著

生死相醫

香港急症科醫學院 25 周年

萬里機構

序 01

PREFACE

香港急症科醫學院自 1996 年成立以來，一直不遺餘力地推動急症科的發展，秉持最高水平的專業標準，不僅令急症室求診人士得受裨益，亦為香港舉辦各項大型及標誌性活動時，就院前及急救護理所需，提供了堅實的後盾。我謹藉其銀禧之慶，送上熱烈的祝賀，並衷心感謝學院及各成員過去對香港醫療服務所作出的莫大貢獻。

多年來，香港面對醫生人手不足的情況，急症服務自然首當其衝。即使如此，急症室同儕仍能一直緊守崗位，奮力不懈為香港市民付出，其專業精神實在令香港人引以為傲。

醫務衞生局局長
盧寵茂教授

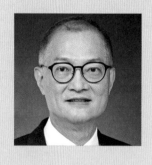

為解決這個問題，政府已推出多項措施加強培訓更多本地醫生，包括增加醫生培訓學額和資助提升及增加醫療教學設施，以擴大本地醫生培訓容量。另外，在 2021 年 10 月於立法會通過的《2021 年醫生註冊（修訂）條例草案》為合資格的非本地培訓醫生設立特別註冊制度，讓他們在符合特定要求或條件後，便可在香港取得正式註冊資格，以藉此吸引更多合資格的非本地培訓生日後循新途徑來港執業，紓緩公立醫療系

統醫生人手的不足。在此,我亦感謝學院配合相關跟進工作。

此外,為推動粵港澳大灣區的優質醫療服務發展,香港醫學專科學院(醫專)在 2019 年於深圳與深圳市衛生健康委員會合作成立深港醫學專科培訓中心(培訓中心),旨在發揮香港培訓達國際水平醫療人才的優勢,協助深圳建立專科醫生培訓制度,並逐步擴大至大灣區及內地其他地方。在 2021 年,培訓中心已率先在深圳的醫院的四個專科,包括急症科,提供四年制課程。政府會支持醫專及各學院繼續這方面的培訓工作,務求讓香港醫療衛生界引領大灣區創新發展,促進內地與香港的醫療合作,為大灣區以至國家的醫療發展作出貢獻。

政府應對醫療人手短缺及維持其享譽全球的高效醫療服務決心不容置疑,我亦相信學院在往後的發展路途上,定可繼續成就非凡。

序 02

P R E F A C E

香港醫學專科學院主席
梁嘉傑教授

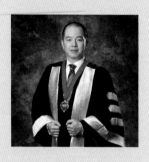

醫院急症室位在前線，是承受極大壓力、最水深火熱的地方。急症科醫生救急扶危，日復日處理種種緊急病發情況或意外傷者，須緊握「黃金時間」，提供即時診斷和治療，及與各部門緊密合作，迅速展開救援工作。他們要處理不同年齡階層的病人、與各類專科關聯的病症，因而更需具備宏觀的視野、多方面的知識及協調各方能力，應對突如其來的挑戰。然而，除了提供為大眾認知的醫院急症室服務外，急症科醫生亦涉及在運動場上、野外等醫院外的環境進行搶救工作。這本由香港急症科醫學院出版、慶祝其成立 25 周年的書刊，會一一與大家分享這些細節。

1996 年，香港急症科醫學院（學院）成立，翌年獲香港醫學專科學院（醫專）納為分科學院之一，急症科正式成為第 15 個獲認可的醫學專科，走在國際的前端。除了為矢志從醫的莘莘學子提供多一項可選修的醫學專科，更重要的是，學院透過提供專門、有系統並具認受性的急症培訓、提升專業及執業水平，以確保整個醫療體系下急症科的服務質素，惠及市民大眾，這目標願景亦是醫專作為香港唯一監察及評核醫學專科培訓的法定機構的宗旨之一。

時至今天，香港的急症醫學發展成熟，現時累計有四百多名香港醫學專科學院院士（急症科）。全賴急症科前輩們竭誠推動，不遺餘力地參與學院事務，以及各持份者多年來的支持，被稱為「最年輕學院」的香港急症科醫學院得以蓬勃發展。有鑑於社會上的中毒個案日趨頻繁，醫專於 2016 年確認臨床毒理科的地位，提高其認受性和吸引更多醫療人才接受培訓，處理相關個案。急症科的發展亦已延伸並劃分至不同領域，本書第二章 —— 亞專科的文章會深入淺出介紹急症科所涵蓋的不同領域，包括市民大眾較常接觸的醫院急症服務及急症室以外的搶救工作，如院前急救。

我很高興學院凝聚一眾充滿熱忱、具備不同資歷的急症科醫生，透過分享工作上的經歷與見聞，闡述急症室的日常運作，加深大眾對這個專科的認識，在促進「醫患關係」上起了莫大的作用。醫學是一門專業，與提倡大眾的健康生活緊緊連繫。同時，現今醫學着重跨專科治療模式，專科醫生之間更需加強溝通和交流。相信書中的點滴能夠讓醫護同儕透徹了解醫院的工作環境、急症科的種種、以及急症醫生在醫療服務中「救急扶危」的重要角色。

25 年來，香港急症科醫學院的工作成果有目共睹，我深信學院的全體急症科同儕定能繼往開來，通過強化專科培訓，因應社會需要和醫療發展提供各類延續醫學教育、持續專業發展活動，提升急症科醫生的專業、道德倫理與執業水平，悉力以赴，迎接未來種種的挑戰，為香港市民提供高質的醫療服務。

序 <u>03</u>

P R E F A C E

救病扶危，善莫大焉。2022 年是香港急症科醫學院成立 25 周年之銀禧紀念，我謹代表港大醫學院致以衷心的恭賀。

相較於傳統的內、外科而言，急症醫學絕對稱得上是「年輕的專科」，但其近年來急症科的發展亦是一日千里。本港現時的急症科亦採取更加積極的「治療和檢討」模式，全心全力，爭分奪秒，救人於旦夕之危，為危重病人帶來莫大的裨益。今年初，當新冠肺炎疫情如海嘯般席捲一個又一個急症室，一眾前線的醫護同仁仍不畏艱難，緊守崗位，憑藉專業精神和高效服務幫助香港渡過難關，踐行着「健康把關人」的莊嚴承諾。

港大醫學院聳立逾一世紀，亦始終不忘其專業誓約，止於至善。我們亦在今年初正式成立急症醫學系，致力培育未來的醫護專才，並在急症醫學領域推動本港在教學、研究、社區護理及臨床服務等方面的長遠發展，繼續維護民康，造福社會。

適逢銀禧之慶，香港急症科醫學院的同事傾力製作這本內容豐富的書刊，以真實生活的案例來講述急症醫學的知識，深入淺出，相信將有助提高讀者對這個「年輕專科」的認知。希望大家閱讀後也滿溢正能量，不懼挑戰，勇毅向前。

香港大學李嘉誠醫學院院長
劉澤星教授

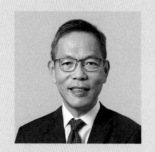

序 04

PREFACE

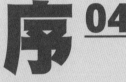

香港中文大學醫學院院長
陳家亮教授

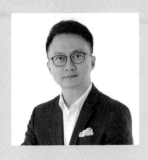

急症室在醫院裏是一個既極高壓又繁忙的部門，急症室的同事總扮演着第一線的角色，將每位患者分流、救治和作後續安排。急症室醫生不單要通曉多個分科，而且往往要在極緊急的情況下作出關乎生死的判斷，爭分奪秒地與死神搏鬥，實在殊不簡單。進入急診室這個社會萬花筒，就像修讀濃縮版的醫學課程。

九十年代初，中大醫學院意識到緊急醫療領域對整個醫療體系的重要性，因此在 1995 年成立亞洲第一所意外及急救醫學教研部。多年來，教研專業團隊不但與本地、亞太和國際多個機構合作，進行具影響力的研究；並為中大醫學院的醫科生提供相關在學培訓和實習，讓他們日後可以為提高社會整體的醫療水平作出貢獻。

2022 年初本港經歷嚴峻的新冠疫情，我每天上班經過急症室，看見臨時搭起的紅色帳篷，救護車一輛接一輛地把病人送入醫院。在這段艱難期間，首當其衝的一眾急症室前線醫護同事，在醫療系統中擔任着把關者的重要角色。即使面對前所未有的挑戰，他們仍然堅守崗位，無畏無懼、不眠不休地照顧病人，展現出高度專業的精神。他們的貢獻和重要性，實在值得每位香港市民的認同和肯定。

香港急症科醫學院適逢銀禧周年，推出這本由多位急症科專科醫生聯合撰寫的年刊，分享在工作上的見聞及經歷，深入淺出地剖析急症室內外發生的個案，結合理論與實踐的示範，提供難得的急症科醫學知識，這些經驗對推廣急症科教育十分重要。

在此，我謹代表香港中文大學醫學院恭賀香港急症科醫學院成立 25 周年，祝願專業精神和服務市民的使命不斷延續，無懼前路挑戰，邁向下一個里程碑。

序 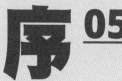 05

PREFACE

香港賽馬會
慈善及社區事務執行總監
梁卓偉博士

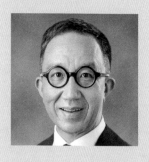

1996 年，香港急症科醫學院（以下簡稱「學院」）正式成立，並於翌年成為香港醫學專科學院的第 15 所分科學院。在過去四分一世紀，學院致力提升急症服務，改善診斷方法，爭分奪秒救治病人，造福社會。

為加強公眾對急救護理的認知，學院過往舉辦多個不同類型的社區培訓課程和相關活動，持續提升市民的醫療健康支援。適逢今年是學院成立銀禧之慶，特別出版了這本紀念書冊，介紹有關急症室內軟、硬件的最新資訊，以及急症救護的範疇和處理方法，透過真實個案，闡述急症醫學的基本知識，讓讀者更易理解急症室的日常運作，裨益良多。

香港賽馬會作為全球十大慈善捐助機構之一，一直致力建設更美好的社會，並以建設健康社區為重點推動的慈善策略範疇之一，積極推動公共衛生，包括於 2003 年捐款設立「衛生防護中心」，成為全港首個專門預防和控制傳染病的機構；並於 2014 年支持香港醫學專科學院，成立「香港賽馬會災難防護應變教研中心」，旨在提升社會各界的災難防護及應變能力，共建安全社區。

2022 年 9 月，馬會透過結合跨界別力量，聯繫非政府組織推出「賽馬會長新冠復康計劃」，為 2019 冠狀病毒病康復者，特別是弱勢社群，提供全面復康支援。一如其他慈善捐助項目，馬會對構建健康社區的支持有賴其獨特的綜合營運模式，透過稅款及慈善捐款，將博彩及獎券收入回饋香港。

最後，我謹祝香港急症科醫學院院務蒸蒸日上，扶危救急，惠澤人群。

序 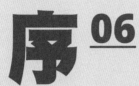 06

PREFACE

香港急症科醫學院院長
胡詠儀醫生

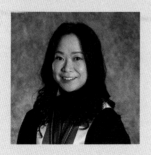

臨危受命

急症在西方醫學中屬「年輕」的醫學專科,在本港的發展亦然。1945 年第二次大戰後香港重光,百廢待興,人口急速增長。當時香港醫療衛生條件差,傳染病猖獗,就在這樣的時代背景下,瑪麗醫院在 1947 年開立香港第一所急症室(Casualty Department)。當時急症室的高級醫生多由其他專科部門主管兼任,他們一般在急症室待一至兩年後便會離任或被調任。直至 1981 年,瑪嘉烈醫院及伊利沙伯醫院才聘請首批急症室顧問醫生。而急症室的英文名稱在 1983 年亦改為 Accident & Emergency Department(A&E),並一直沿用至今。

砥礪前行

自五十年代起,公立醫療體系及各醫療專科隨着香港人口增長及經濟起飛相繼發展。香港在經歷多場大型意外事故後,醫院管理局及各大醫院急症部門深感不論在災難應變、傷者分流,又或是協調運送上皆未臻完善,有檢討及優化的必要。如何適時提供緊急醫療支援,又避免使急症室服

務超出負荷，成為迫切待解決的命題，同時迎來急症專科得以迅速發展的契機。

1996 年香港急症科醫學院正式成立，於翌年成為香港醫學專科學院轄下的獨立分科學院，並獲香港政府認可具頒發專科院士資格的法定地位。1997 年香港急症科醫學院聯同英國愛丁堡皇家外科學院舉辦了首屆本地急症醫學專科試，為有志投身急症科的醫生提供負笈英國應考以外更便捷的選擇。

走出急症室

急症科跟其他專科最大的分別是「戰場」不限於醫院、工作不分晝夜，急症科醫生每每臨危受命、隨傳隨到。市民會在大型運動比賽例如馬拉松、賽馬、國際七人欖球賽事、奧運馬術比賽等看到急症科醫生的身影；回歸慶典、國際會議，甚或是野外救援及嚴重意外事故也少不了我們的參與。「落油鑊」或可幸免，但「上刀山」這類外展體驗，在急症科醫生的職業生涯中總會遇上。一眾急症科醫生究竟如何飛天遁地、陪晨操、睇試閘？本書第二章：亞專科會為大家娓娓道來。

積風負翼

香港急症科醫學院成立至今四分一世紀，從未間斷與國際同業的聯繫。學院除了積極支持外，亦多次

主辦和協辦國際及亞洲急症醫學會議。多位院士更於國際急診醫學聯合會（IFEM）委員會和關聯組織擔任重要職務，爭取為香港急症科同業發聲。

學院於 2015 年成立了三個分會，分別為私營急症醫學分會、急症醫學女院士分會，及急症醫學青年院士分會，旨在建構不同的平台促進經驗交流與傳承，亦為學院注入新的思維和動力，鞏固學院的持續和長遠發展。

盈科後進。香港急症科醫學院自創會以來，不斷開拓新的培訓範疇，配合急症專科的發展，與時並進。臨床毒理學於 2017 年正式成為香港急症科醫學院轄下的一個次專科，而與其他專科學院達成資格互認也是學院未來發展的一個重要方向。近年，香港大學李嘉誠醫學院投放不少資源發展急症科，並於 2022 年成立急症醫學系，致力災難醫學的培訓。相信有本地專上學府的大力推動，實有助未來急症科人才的引進和培養。

過去數年，香港經歷了社會動盪、新冠疫情；亦面對人才外流、香港國際地位受動搖等衝擊。在種種變化及挑戰當前，香港急症科醫學院使命不變，將繼續致力尋求可持續發展方案，提升本地急症科醫生的專業能力。

序 <u>07</u>

PREFACE

香港急症科的現代化發展，始於八十年代，如祖國的改革開放，大約已 40 餘年，其成效顯著，有目共睹。從不受歡迎、不被看好的工作，主要由剛實習完畢及經驗尚淺的醫生擔任，迅速發展成朝氣蓬勃的專科，以經過 6 年以上特訓及考核的專家主診。同期香港救護服務也積極提升質素及技能，令緊急醫療領域更全面，更有效。香港急症科醫學院於 1996 年成立，本人獲推舉為創院主席，歷任兩屆至 2002 年，學院於 1997 年獲香港醫學專科學院接納為第 15 名成員，擁有法定頒發急症科專業文憑的資格。今年適逢香港回歸祖國 25 周年，香港急症科醫學院也步入專業化 25 周年，本人獲邀為學院撰寫序言，深感榮幸。

香港急症科醫學院創院主席
鍾展鴻醫生

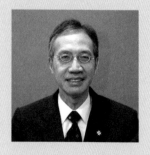

急症科醫生是醫院大門的前線守護員，有一致的目標及使命：無間斷地提供緊急服務，不分種族、年齡、性別，不管日夜，爭分奪秒，救急扶危，只為保護市民的生命健康。救助一名傷病者之餘，同時亦間接幫助其家庭，甚至社會。急症室內是社會的縮影或萬花筒，在這裏可看到人生百態、男女老幼、生老病死；其中十之八九為不愉快悲傷的經歷，間中也有歡笑快樂的一刻，本書也加插了一些小故事，以增加閱讀上的趣味。

急症科的學問廣博,內外婦兒,無一不懂,但精深度無可避免地只針對緊急的「黃金一小時」。現時急症科已不再局限於醫院範圍內,一方面已走出醫院外,參與院前緊急服務及訓練,及早搶先治療,可以事半功倍;消防處、聖約翰救傷隊、紅十字會、醫療輔助隊、政府飛行服務隊等,乃至運動場上,都可以見到義務急症科醫生的身影。航空醫學、搜索救援、緊急空中醫療護送等,為其中的佼佼者。急症科同時也向院內發展,建立亞專科,提供一站式的服務,如危重病學、毒理學、高壓氧等,無間斷地提高效率,增強醫療成效,防止病情惡化,而在設備、工具、儀器、藥物方面,亦與時並進,大有改善。1994 年急症科訓練中心的成立,開創香港系統化模擬訓練的先河,如創傷、心肺復蘇、緊急分娩等。

傳統上,只有公立醫院會附設急症室,故急症科醫生都是政府僱員;2008 年首現突破,沙田仁安醫院引入急症科部門,成為本港首間私院急症門診中心,為急症科醫生打開私營的大門,擴闊服務範圍及對象,增加急症科另一發展途徑;同時亦增加公立醫院急症室醫生的晉升機會,一舉兩得。現時本港大部分的私營醫院,都設有急症室及僱用急症科醫生主理。

謹在此恭祝香港急症科醫學院院務蒸蒸日上,學術突飛猛進,勿忘初心,貫徹理念,為香港市民的健康努力。

序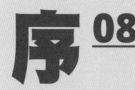

PREFACE

香港急症科醫學院前院長
（2002-2005 年）
黃大偉醫生

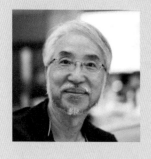

香港急症科醫學院於 1997 年成為香港醫專的成員，至今已過了四分一世紀。作為最年青的專科學院，25 歲正是風華正茂的年紀，應當大有作為。

急症作為一門專科，歷史比傳統的內、外、婦、兒科等短，但急症室的成立卻是在二戰後，本港第一間急症室就設在瑪麗醫院。知名小説家韓素音就曾任急症室的主管，電影「生死戀」的女主角就是一位任職瑪麗醫院的急症室醫生。戰後落成的新全科醫院，都以急症室鎮守大門。

早年的急症室骨幹，主要是剛畢業的醫生，一般只會在急症室工作半年至一年，等候轉到心儀的專科。由於大部分人都是過客，自然談不上專科培訓。急症室的專科化，始於 1980 年初，政府在各大急症室設置顧問醫生作為主管。這些急症科的「開科功臣」主要來自外科背景，大大加強了處理創傷急症的能力。新的人事任命，明確了急症室的晉升階梯，吸引年青醫生加入急症專科的行列。這群新晉的顧問醫生於 1985 年成立了香港急症科醫學會，為急症科作為專科奠定了基礎。

1993年香港醫學專科學院成立，成為本地認可專科訓練的法定機構。香港急症醫學會因而籌組香港急症科醫學院，並加入了香港醫專的大家庭，為培訓本地急症專科人才出力。

學院今次出版的新書，為讀者介紹急症服務的裏裏外外，可視為學院努力四分一世紀的成績表。書中深度介紹急症室的設備，包括各科最新的儀器和融入高科技的智慧型急症室。此外亦介紹各急症專科，包括院前的急救，例如空中救援和野外急症的處理。在亞專科發展方面，急症毒理學於2017年已為香港醫委會承認。本書也會臨床介紹其他發展中的亞專科，例如新成立的高壓氧治療。

急症室是醫院的掌門人與香港市民息息相關。此書能令一般市民更多了解急症室的運作和急症科醫生的使命，可謂功德無量。

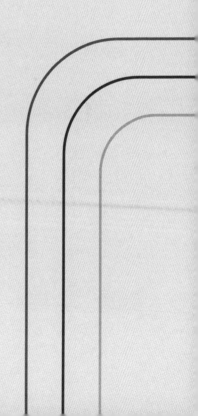

序 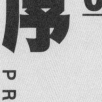 09

PREFACE

香港急症科醫學院成立 25 年了，已成長為獨當一面的年青人。經過數代人的努力，香港的急症醫學培訓和急症服務大體上亦都受到各方面的認同。而在國際急症醫學舞台上，也扮演着積極的角色。

急症服務的其中一個特色，就是有看不完的病人。在繁忙的工作中同時發展急症專科，如何取得平衡，確是一個難題。急症服務的本質就是要在有限的資源下，作出急切而專業的決定，從而給予病者快捷及適切的治療。本書就有一個章節介紹住院醫生如何過五關斬六將，練成急症科的十八般武藝，臨危不亂，作出準確診斷，給予病人適當的治療。

專科培訓當然不會在專科醫生的認證後結束。專科醫生仍要隨着科技的進步，集合多方面的臨床經驗和研究，持續進修才可以不斷自我提升。急症科是「從博識到精深」，專科培訓先要建造一個廣闊的學術底部，就像一個金字塔，要能「博大要能高」。亞專科的訓練，如臨床毒理學，追求的是深度的知識和先進技能，去處理更複雜的情況。急症科的亞專科發展，從高壓氧治療到飛行醫學，本書也有詳細的介紹。

急症科一天一天的成長，面對的問題當然會越來越複雜。最近的新冠病毒疫情，對急症服務是極大的挑戰，前線醫護團隊謹守崗位，也展現了急症科成熟的一面。期待在下一個 25 年，薪火相傳，新一代急症人繼續推動香港急症科的發展，再闖高峰。我亦相信，只要大家能夠堅持理想，去建設高質素的急症服務，所有的困難都會迎刃而解。

香港急症科醫學院前院長
（2005-2011 年）
劉楚釗醫生

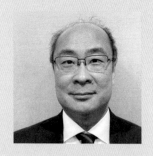

序 ¹⁰

P R E F A C E

美國電視史上最長壽的黃金時段醫療電視劇「仁心仁術」（英語 ER），在 1994 年尾到 2009 年年中，連續播了 331 集，不單止獲得 23 項艾美獎獎項，也或多或少影響了香港急症醫學的發展。片中各式各樣的醫療案例和急症科工作人員的專業，讓作為觀眾的普通市民對急症處理和醫療標準加深認識；同時，據筆者所知，不少醫護亦深受影響，對急症醫學產生興趣，並加入急症室工作和接受培訓。筆者在 1994 年初，從外科專科加入當時還不是專科的急症室工作，見證急症醫學在香港最近 30 年的蓬勃發展。

2022 年是香港急症科醫學院慶祝成立 25 年的銀禧大日子，亦剛好是現代急症醫學在美國發源約 50 年之際。這本書彙集香港急症科在硬件、設備和軟件方面的一些最新發展，另外在專業培訓、亞專科的孕育、各危重疾病的黃金治療窗口和一些真實個案都有陳述和闡解。有留意香港急症服務的讀者，會發現提供者在近十多年有明顯的變化，除了在一些新發展區有由醫管局建設的新急症室和醫院外，越來越多私家醫院亦開始提供急症服務，加強以往的 24 小時門診安排。此外，電腦化資訊已經成為新趨勢，各公立急症室的輪候時間，已經可在醫管局網上得知。讀者們可能不知道，智慧急症室亦已在超過一半以上的公立急症室開展，將求診者各項資料電腦化並實時整合，對提升服務效率和安全有長遠和積極的影響。

伊利沙伯醫院急症室顧問醫生
香港急症科醫學院前院長
（2011-2017 年）
何曉輝醫生

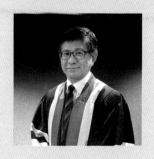

作為專業監管、培訓和發展的學術機構，香港急症科醫學院肩付帶領急症醫學與世界接軌的任務，為本地市民提供最有實證支持的醫療方案，增加重症的存活率，減低後遺症和痛楚，準確診治，以致預防治療等等。亞專科的發展正是將急症醫學由創立時着重闊度，進階成更有深度的專科，令病者可以在同一專科內得到全面的照顧，減少跨專科所帶來的不確定性、資源浪費和時間的消耗，這本書對近年各急症亞專科的發展，有詳盡介紹。

急症科醫生在救治危重病人時，分秒必爭。當遇到有黃金治療時間窗口的病人時，有需要呼喚其他專科醫生到急症室為病人提供最快捷的緊急治療方案。事先的安排與配合，如心臟科、中風科、創傷科等，是急症科的重要工作，讀者可以從書中理解箇中的複雜性與緊迫性。

最後，本書以一系列小故事作結尾，把急促的步伐、生死一刻的情景、冷酷的急症環境轉到較為人性的一面。畢竟，急症醫學的最終目標還是拯救生命，減少痛苦和延續病人與家人的幸福。

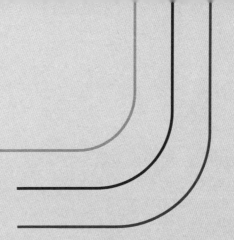

序 11

PREFACE

香港急症科醫學院前院長
（2017-2020年）及現任亞洲
急診醫學會會長
蕭粵中醫生

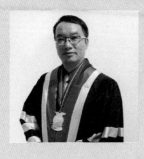

香港急症科醫學院成立至今已達四分一世紀，正值銀禧之年，作為香港急症專科一分子，實感驕傲。回想自己踏入急症室服務後，很快便被這種救急扶危的急救精神深深吸引，所以立志成為急症科專科醫生，最後亦深感榮幸成為首批正式在香港本地培訓的急症科專科醫生。

香港急症科醫學院一直以來為培訓急症科專科醫生，確保各專科醫生達到一定的水平而不遺餘力，同時亦盡力守護香港，積極參與各種各樣跟急症醫學有關的社會事務，致力讓香港成為一個更健康、更安全的城市。現在香港急症醫學在多方領域上，仍然有不少可發展的空間，學院一定會不斷努力及探索，期待在未來我們急症專科能夠繼續在多方面服務香港市民。

希望這本學院為記念創院 25 周年而出版的書籍，能夠帶給各讀者對香港急症醫學一些正面的訊息，讓大家更了解香港急症科專科醫生的日常工作。請大家繼續支持香港急症專科！

序 ¹²

P R E F A C E

President of International
Federation for Emergency
Medicine

Dr Ffion Davies

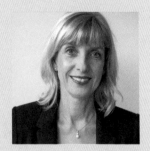

As President of the International Federation for Emergency Medicine (IFEM) it gives me great pleasure to accept the kind invitation from President Dr Clara Wu, to write a preface for this book. Congratulations Hong Kong College of Emergency Medicine on your 25th anniversary and all that you have achieved in that time. IFEM has walked that path with you, and IFEM is in fact only 30 years old. We have developed alongside each other.

The professionalisation of Emergency Care at "the front door of the hospital" is sometimes not well understood by the public or indeed some health professionals, but in fact this evolution has spread over the world in the last 30 years. This professionalisation includes training programs for doctors and nurses with internationally derived curricula. They work to globally defined official standards of care, including medication and equipment to deal with sudden illness and injury. Emergency

Physicians undergo rigorous training. The Hong Kong College of Emergency Medicine aims high and embraces the top international standards for the profession.

And it works! Research statistics and global data (eg World Health Organisation) show that with deliberately designed Emergency Care, rates of death and disability fall in any country where these processes are introduced. The global experience of the Covid-19 pandemic showed the world that high quality Emergency Care matters. Let us continue to invest further for the future.

The 70 national and regional societies belonging to IFEM wish you well for your next 25 years and beyond. May you prosper and may you continue to save many lives!

總編

序

PREFACE

香港急症科醫學院由 1996 年成立至今，不經不覺已經超過四分之一世紀。

承蒙學院院委會抬愛，我倆被任命負責統籌出版學院成立 25 周年紀念特刊。能夠參與其中，實在與有榮焉。

急症醫學的發展在過去 20 年突飛猛進，無論在深度或廣度方面都有大幅度的增長。從前急性冠狀動脈栓塞或缺血性中風的患者被送到急症室，醫護人員只需做初步診斷及把病人的情況穩定一下，接着將病人分送到相關分科，便算完成使命。但現在處理病人的起始點，已經由急症室提前到救護員接觸病人的一刻。透過院前的通報系統，如院前心電圖，急症室的醫護人員可以及早得悉病人的情況，預先為病人準備所需的急救地方、人手及儀器。此外，急症室亦會為病人施行決定性治療（Definitive Treatment），如溶解血栓療法及安排血栓清除術（Thrombectomy），務求在救回生命的同時，讓腦部和心臟所受的永久傷害減至最少。

急症科醫生對參與院外醫學的熱衷，亦將急救應用從急症室帶到高空（飛行服務隊）、運動場（運動醫學）、

賽馬運動（騎師即時醫療支援），甚至郊野、海洋及高山（野外醫學），令急症科堪稱上山下海樣樣俱備的專科。

除此之外，學院亦在亞專科的發展上不遺餘力，例如毒理學（Toxicology）、高壓氧治療（Hyperbaric Oxygen Therapy）、超聲波診斷（Ultrasonography）、護送醫學（Transport Medicine）等，務求為病人提供更快、更準確及更安全的治療。

隨着新設施的落成和資訊科技的發展，急症服務的規模跟 20 年前已不可同日而語。當中的大數據收集，更為急症室的運作，處理病人的流程，以至醫生的臨床診斷，帶來巨大而正面的影響。期望讀者們可以在書中跟一眾醫護作者一起穿越急症室，感受當中的蛻變。

此外，希望藉着此書，向一眾對急症專科發展作出貢獻的前輩致敬；有他們的開山劈石，香港的急症質素才能與日俱增。

最後，各位作者在百忙之中，抽空撰寫內容，並獻出他們珍貴的圖片，我們在此向他們獻上由衷謝意。

李明明醫生、楊小鳴醫生

目錄

CONTENTS

序

註 1 President of International Federation for Emergency Medincine

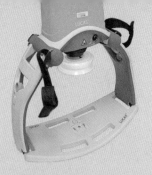

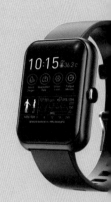

二

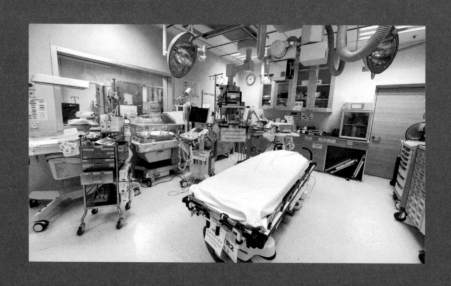

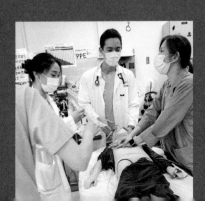

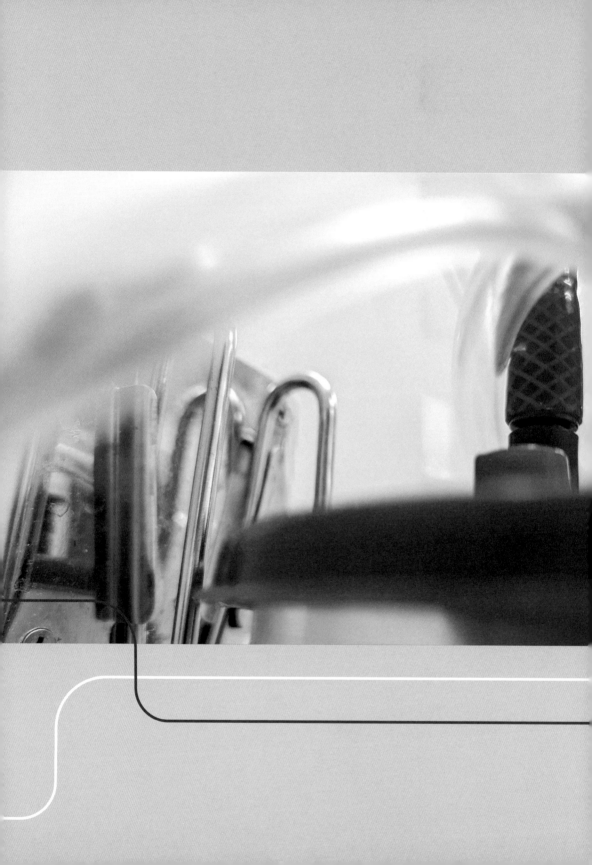

急症室
再探

Chapter 01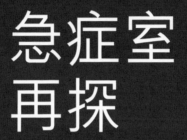

從急症室的硬件、設備、軟件、人
力資源，到醫生的培訓和公私營醫
療制度，帶你全面認識急症室。

急症新成員

高晟醫生

2003 年畢業於香港大學醫學院，是急症科及深切治療科專科醫生，現職北大嶼山醫院急症室顧問醫生。完成訓練後，高醫生與團隊致力在北大嶼山醫院發展急症科暨深切治療服務，並於 2020 年正式成立全港嶄新的急症科加護病床，為急症服務開創新篇。

「R房 [1] case 到！」急症室的廣播器傳出響亮的聲音。

救護員匆忙地將兩位病人送入急救房。醫生護士已準備就緒，接過從地盤運送過來的兩位病人，分別在 1 號、2 號**急救房**（Resuscitation Room，俗稱 R 房）進行急救。

「男性，33 歲，機場地盤工人，早上 10 點半開始在沙井工作。在場同事指病人進入沙井後不久，便説有不明的東西向他湧去，然後聽到他大叫幾聲後，就失去聯絡。消防員到現場時發現他躺在污水中，已經失去知覺，無心跳，無呼吸。他被救上來後救護員便立即進行 CPR（Cardiopulmonary Resuscitation **心肺復蘇法**）[2]。」救護員在 1 號急救室急忙地把病人的情況轉告醫生。

這名病人體格魁梧，面色異常灰黑，雙眼通紅如火。他送來時沒有呼吸脈搏，且身上帶有一陣陣酸臭的古怪氣味。醫護緊張地接過病人，用力向病人施行**心外壓**，打通靜脈管道給予**強心藥**，並迅速地預備插喉工具及儀器。急救情況分秒必爭，氣氛甚是緊張。

「現場空氣有濃烈的臭味嗎？病人進入沙井時身上有安全保護裝置嗎？」醫生一邊指揮急救過程，一邊向救護員詢問情況。「消防員説現場有

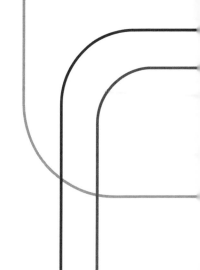

註釋

[1] R 房即 Resuscitation Room，急救房，在一般急症室內，為情況最嚴重的病人進行治療的地方。通常比一般診症格大很多，亦有更多儀器以及配置更多醫護人員。

[2] CPR，即 Cardiopulmonary Resuscitation。通常由心外壓（Chest Compression）輔以人工通氣（Manual Ventilation）藉以維持病人腦部氧氣供應，需要時輔以電擊以及藥物治療。

濃烈刺鼻的氣味，需要佩戴防毒面罩進行救援；據說病人救出時只戴了外科口罩，消防同事正在現場檢測空氣樣本。」救護員急忙回答。

爭分奪秒的救援

醫生突然嚴肅地對全體醫護說：「很可能是**沼氣（硫化氫）中毒**[3]。同事們小心！快將病人衣物剪除包好，要 double-bag 包實！」護士長點頭回應，並立即吩咐護士們小心處理病人的隨身物品。醫護團隊一邊盡力搶救病人，一邊盡量保護自己，避免接觸到毒素。計時器分秒地跳動着，病人情況卻未見好轉，整個急救房彌漫着陣陣的硫化氫氣味，氣氛極之緊張。漸漸的，急救醫護們的眼睛和喉嚨開始感到乾澀，但醫護們卻沒有絲毫鬆懈。眼見面前這位年青力壯的病人生命危在旦夕，大家都心急如焚，不願有任何偏差或延誤。這時，急救房門外傳來家屬激動的哭聲，聽到病人是家庭經濟支柱，妻兒年輕，大家都不禁為病人擔心，即使急救時身體感到不適都暫時拋諸腦後，全情投入搶救病人。

[3] 硫化氫中毒較輕者主要是刺激症狀，表現為流淚、眼刺痛、流涕、咽喉部灼熱感，或伴有頭痛、頭暈、乏力、噁心等症狀。中度中毒者黏膜刺激症狀加重，出現咳嗽、胸悶、視線模糊、眼結膜水腫及角膜潰瘍；有明顯頭痛、頭暈等症狀，並出現輕度意識障礙。重度中毒出現昏迷、肺水腫、呼吸循環衰竭，吸入極高濃度（1000mg／m3 以上）時，可出現「閃電型死亡」。嚴重中毒可留有神經、精神後遺症。

註釋

「要嘗試 antidote（**解毒劑**）嗎？」另一參與急救醫生的問道。高級醫生點頭說：「是的，病人情況很不樂觀，那會是他的一線希望！護士，快準備 Sodium Nitrite（**亞硝酸鈉**）[4]，300 milligram IV（靜脈注射）！」

與此同時，在另一邊廂的 2 號急救房，醫生和團隊正搶救第二位病人。年青醫生問過病情，向高級醫生報告說：「R2 病人，男性，36 歲，是 1 號急救房患者的同事，據說他在現場聽到同事大叫後遲遲未有再回應，就探頭入井查探。他當時立即感到不適，並暈倒在沙井旁，在送院途中慢慢甦醒。」

幸好這位病人的呼吸和血壓維持都在正常水平，只是心跳略快。雖然他已稍為清醒過來，但雙眼非常通紅，目光呆滯，神智模糊且不能完整回答醫生的提問。高級醫生為病人仔細地檢查，分析了初步的血液化驗結果、X 光和心電圖，相信他亦很可能是硫化氫中毒，便說：「病人需要繼續給予高濃度氧氣，我們嘗試施一針 Sodium Nitrite 吧！護士，麻煩用大量生理鹽水替病人沖洗雙眼，用清水沖洗他的頭髮，並將他的衣物小心包好。」護士接着回應，隨即快捷地幫忙處理。

「護士長，這位病人需要緊密監察**維生指數**，安排照 CT brain（**腦部電腦掃描**）後，請直接轉送他到樓上的 EMACU（Emergency Medicine

註釋

[4] 亞硝酸鈉（NaNO2）常用於魚類、肉類等食品的染色和防腐。純淨的亞硝酸鈉是一種白色至淺黃色晶體。它有非常好的水溶性和吸濕性，水溶液呈弱鹼性，pH 約為 9，易溶於液氨，微溶於乙醇、甲醇、乙醚等有機溶劑。亞硝酸鈉同樣被用於人或動物的血管擴張、支氣管擴張藥物中，甚至可以用於氰化物的解毒。

Advanced Care Unit **急症科加護病床**）接受治療。我現在出去接見家屬，交待情況。」高級醫生一邊交待情況，一邊步出急救房。護士長點頭回應後，便立刻聯絡病房安排病床，並且打點好病人入院事宜。

這時候，消防同事急忙地走進急救房說道：「醫生，消防證實現場環境硫化氫濃度為 300ppm（Parts Per Million）！」

硫化氫中毒到底是甚麼？

硫化氫[5] 毒性強，是一種致命氣體，與**氰化物**（俗稱山埃 Cyanide）類似，兩者皆具刺激呼吸道的毒性，能令細胞窒息。中毒途徑主要是由呼吸道吸收，而皮膚吸收僅為少量。在臨床上，硫化氫中毒主要會造成呼吸氣道刺激，呼吸抑制和中樞神經症狀，如胸悶、頭痛、頭暈、嘔吐、定向感不佳和昏迷。

由於硫化氫比空氣重，它往往沉降在下水道或空氣不流通區域的底部，而且濃度會持續累積。人類持續暴露於硫化氫一段時間後，會造成**嗅覺疲乏**（Olfactory Fatigue），不知不覺吸入大量毒氣，繼而造成嚴重中毒。因此，單憑嗅覺分辨是否有毒氣的存在，是非常危險的。探測硫化氫較可靠的方法，是使用已校準的氣體偵測儀。空氣

註釋

[5] 硫化氫（Hydrogen Sulphide H2S）是一種無色、易燃的毒氣體，帶有一種特殊的臭雞蛋氣味，在低濃度下（0.0005-0.3 ppm）即可聞到。一般在下水道、沙井、洞穴、煤礦坑、溫泉及火山地帶積聚，亦俗稱沼氣。雖然對人體有害，但它亦被廣泛地使用在工業中，如皮革加工、染料製造、石油煉製等等。

[6] 勞工處：〈預防渠務工程氣體中毒事故〉，2017 年 5 月，頁 2。

中的硫化氫濃度如超過百萬分之 100，便會即時
危及生命或健康，若暴露在硫化氫濃度超過百萬
分之一千（>1000ppm）的空氣中，更可能立即
死亡。

渠道系統的污水渠、沙井和坑槽內的有機物質在
分解時會產生甲烷和硫化氫等有害氣體。水溶性
極高的硫化氫通常溶在污水內，並可能以氣泡形
式積藏在污水渠的沉積物和淤渣中。攪動污水、
沉積物和淤渣可以把積藏或已溶解的氣體釋放出
來。根據勞工處職業安全及健康部所訂條例，工
作環境中，空氣的硫化氫濃度不得超過 10ppm。
而工人在進入工作場所前，必須熟讀相關的作業
規定；工作前更須先測定空氣中的硫化氫、其他
有害氣體和氧氣濃度，以確保工作空間的空氣品
質符合安全標準。工作過程中，亦須保持充分的
送風和通風，避免有害氣體在空氣中累積。

常見有害氣體的特性[6]

有害氣體	OEL (ppm)	IDLH (ppm)	相對密度（空氣 =1.0）	LEL/UEL	備註
硫化氫（H2S）	10	100	1.2	4.3% / 45.5%	臭蛋味
一氧化碳（CO）	25	1,200	1.0	12.5% / 75%	無色無味
甲烷（CH4）			0.6	5.3% / 15%	置換空氣，使人窒息

ppm：百萬分率｜OEL：職業衛生標準—時間加權平均值｜IDLH：即時危及生命或健康的濃度｜相對密度：<1.0 即較空氣為輕；>1.0 即較空氣為重要｜LEL/UEL：爆炸下限

硫化氫中毒時應怎麼辦？

硫化氫毒性強，因此救援人員必需有自救和互救的知識，以確保自身安全，才有效地救援他人。進入深溝、沙井、沙池等高風險的地方前，救援人員必須佩戴「正壓性」供氧式面具和腰繫安全帶（或繩子），並需有專人監控，以免救援者中毒，耽誤救治病人。

救援後需要迅速將中毒者送離污染區域，移至空氣流通的地方；保持病者的呼吸道暢通，給予氧氣，讓病人保持冷靜，等待送醫。若病人呼吸停頓，千萬不要替患者做嘴對嘴人工呼吸，應考慮用呼吸儀器協助。如病人心跳停止，應立即給予病人施行心肺復蘇法。

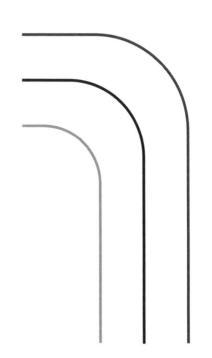

硫化氫帶有刺激性，中毒者雙眼會受刺激而流眼水、疼痛、畏光和紅腫，需要使用流動清水或生理食鹽水反覆沖洗眼睛至少 15-30 分鐘。此外，由於皮膚亦可能吸收少量硫化氫，因此應立即去除污染衣物並且妥善包裹處理，以大量清水或肥皂水沖洗暴露部位至少 10-15 分鐘。

病者到達醫院急症室後，醫護一般會以支持性治療（Supportive Treatment）為主，即支援氣道（Airway）、輔助呼吸（Breathing）、維持心跳血壓（Circulation）。醫生會給病人 100% 供氧、靜脈輸液、必要時使用升壓劑和矯正酸中毒等。

治療策略為迅速恢復細胞色素氧化酶（Cytochrome Oxidase）的活性，以矯正缺氧、預防肺部及腦部水腫和對心肌的傷害。

急症科專科病房： 為病人提供全方位服務

隨着時代進步，現代急症室服務亦配合全球性發展。香港自 2006 年起，各區醫院急症室紛紛成立**急症科專科病房**（Emergency Medicine Ward），以紓緩各科住院資源分配的沉重壓力，當中以內科和老人科的情況更為緊張。

急症科專科病房自成立至今，各醫院的急症科病房皆各具特色，而且有不同的重點發展，如綜合了老人科、精神科、毒理科、紓緩治療、危重病學等等，以提升急症科服務質素，提供以病人為本的一站式的綜合服務，並擴闊急症醫學的領域，幫助更多病人。

醫療小知識

硫化氫的解毒劑

硫化氫的解毒劑為亞硝酸鈉（Sodium Nitrite），及早使用較能發揮療效（最好一小時內）。硫化氫對細胞色素氧化酶的抑制為可逆性，中毒後，硫化物在體內很快氧化而失去活性；因此中毒後在多少時間內使用亞硝酸鈉才能有效解毒，結果仍無定論。

自 2020 年 11 月起，北大嶼山醫院的急症科病房，結合了危重病學的服務，設立了四張急症科加護病床，由擁有急症科和深切治療科雙院士資格的醫生管理。這四張病床提供全港唯一的急症加護服務，為病人提供深切治療支援，如**呼吸機輔助**、**高濃度氧氣供氧**、**血液動力學監察**和**升壓藥的輸給**等。

這位急症新成員的地理位置離市區較為偏遠，令轉送病人到鄰近醫院就醫的時間較長；很多時候，情況極危重的病人未必能在短時間內趕到其他醫院接受深切治療，白白錯失治療的黃金時間。現在，北大嶼山醫院仍在第一期建設發展中，暫時只能提供有限的專科服務。面對不斷膨脹的大嶼山人口、大量的機場及港珠澳大橋流動人口，以及鄰近大型基建項目的需求等等，北大嶼山醫院急症室提供的服務像是沙漠中的綠洲，為遠離市區的居民和旅客提供救援和健康保障。

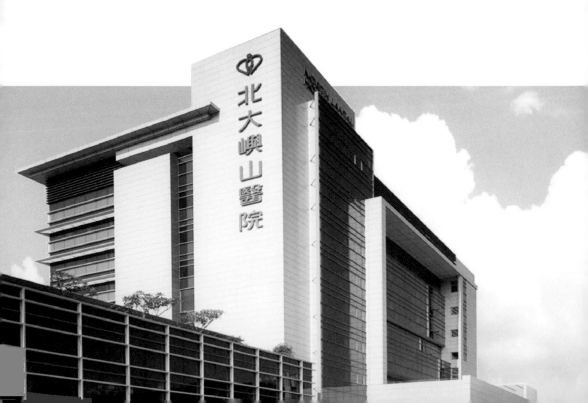

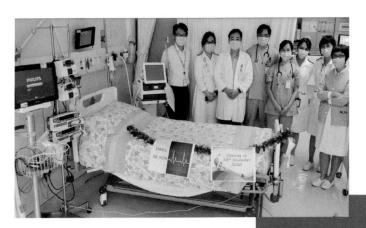

上圖：北大嶼山醫院急症科加護病床
（Emergency Medicine Advanced Care Unit）
於 2020 年 11 月 24 日正式啟用

下圖：急症科加護病床對危重病患的支援設置

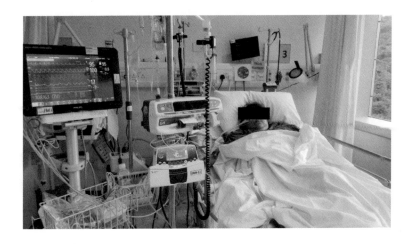

急救儀器新知

楊小鳴醫生

畢業於香港大學醫學院，急症科
專科醫生。現為仁安醫院急症門
診中心的顧問醫生。楊醫生現任
香港急症醫學會會長及香港急症
醫學院青年院士分會主席。工餘
時間，楊醫生亦擔任香港飛行服
務隊的航空醫生，服務大眾。

「鈴……鈴……」走廊外傳來一陣急促刺耳的鐘聲，全神貫注地注視螢光幕上 X 光照片的我，頓時將前傾的身軀挺直。這是急救房的鐘聲，雖然已於急症室工作將近 20 年，但每一次鐘聲響起，心跳就會加快，疲乏的雙眼亦猛然睜大，立即從座位上彈起！

我快步跑入急救房，兩名年輕護士，正將一位五十多歲的男士從輪椅搬上床。其中一位大叫：「醫生，這位男士坐的士過來，途中已昏迷不醒！」一位護士費力地抱着中年漢雙腳抬上床，另一位則將他斜躺在床上略胖的身軀扶正。「有無 pulse！？」我大聲提問，也等不及他們的回應，我就跑到床邊，用兩根手指放在病人的頸動脈附近檢查脈搏。

「01，02，……05……」

不出所料，病人已沒有呼吸脈搏。

「快將 LUCSA 搬出來給病人戴上！」

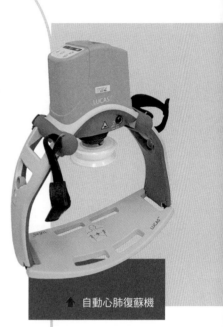

↑ 自動心肺復蘇機

拯救無數生命的自動心肺復蘇機

LUCAS 是一種**自動心肺復蘇機**，可以代替醫護人員為病人持續進行心外壓。大家所認識的**心肺復蘇法**，是由醫護進行心外壓及人工供氧，將血液及氧氣供應到身體重要器官。雖然訓練有素的醫護一般都可以做到合乎標準的心外壓，但進行心外壓其實是很費力的，每每進行兩三分鐘便要換人，因此自動心肺復

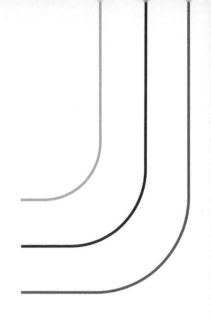

蘇機便應運而生。相比起人手心外壓，自動心肺復蘇機
的好處是沒有疲勞的問題，亦可以增加急救的人手。心
肺復蘇機自上世紀六十年代已經存在，但因為體積過大
及安裝複雜，一直都沒有於臨床上真正應用。直至近十
幾年，有新型急救復蘇機的出現，以及有更多醫療文獻
證明其有效性，自動心肺復蘇機才漸漸被普遍應用。時
至今日，這儀器已成為各急症室以至救護車上必備的儀
器，亦因此拯救了無數生命。

兩名護士將自動心肺復蘇機安裝好，開動了機器。
「噗……嗤……噗……」刺耳的機器聲響徹整個急症
室。此時，另外兩名護士進入了急救房參與急救。不一
會兒，Heparin Block（靜脈導管，用以注射藥物）已做好。

「Normal Saline（生理鹽水），500ml full rate，
Adrenaline（腎上腺素）1mg。」[1] 我下達指令。

趕走死神的恢復急救三部曲

片刻，護士把生理鹽水掛上，透過靜脈導管注射了強心
針。在未恢復心跳脈搏前，我們只能依靠自動心肺復蘇
機去勉強維持病人各器官的血液供應，希望病人的心臟
在強心針的作用下能恢復心跳。

「病人有番心跳了！」

其中一位護士懷着興奮的心情大叫。

「BP（血壓）85/55，Pulse（脈搏）105。」

註釋

[1] 生理鹽水及腎上
腺素是急救時用
於維持血液循環
系統的重要治療。

恢復心跳脈搏是所有急救人員於急救心臟驟停病人時的盼望。雖然病人恢復心跳，但死神並未完全離去，恢復急救 C-A-B 的 C（Circulation），即**血液循環**後，緊接下來便要繼續保持病人的 A（Airway）及 B（Breathing），即**氣道及呼吸**。雖然病人有氣袋及面罩復蘇器維持呼吸，但始終不能保護氣道，所以還需要進行插喉，用呼吸機幫助病人呼吸。

「準備 intubate，Glidescope 七號喉……」我隨即下達指令進行插喉前預備。

急症室必備：影像喉頭鏡

Glidescope 是**影像喉頭鏡**（Video Laryngoscope）的一種。以往進行**氣管插管**，都是用**直接喉頭鏡**（Direct Laryngoscope），但因為物理設計所限，遇到高難度氣管情景，例如頸椎僵硬、下巴後縮等情況，就可能造成插管失敗，令到病人於搶救時腦部缺氧，這亦是每個急症室醫生都懼怕的情況。隨着科技發

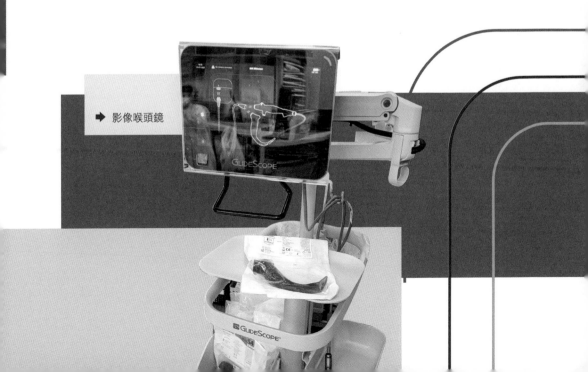

➡ 影像喉頭鏡

展，影像喉頭鏡應運而生。它不但可以將插管失敗的情況大大減少，亦因為有**外置影像顯示器**供醫護人員觀看氣管狀況，從而大大減低直接喉頭鏡因要近距離觀看氣道而引致的感染風險。正因為有多樣優勝之處，影像喉頭鏡現已成為各急症室之必備儀器。

負責氣道的護士立即預備了所有的儀器：影像喉頭鏡、呼吸管和 Magill 鑷子等等已全部齊備。

「開始插喉！」我宣告。

我左手執起喉頭鏡，右手將病人的嘴部張開，在熟練的護士支援下，很快便完成了插喉，成功保護了病人氣道。這時候，病人的心肺功能算是得到進一步的保護了。但經驗告訴我，若不趁早查出病因，那麼病人情況有很大機會急速再轉壞。

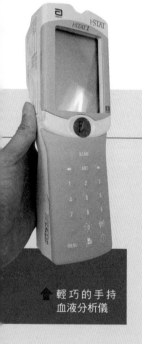

↑ 輕巧的手持
血液分析儀

醫療小知識

醫療儀器日新月異

急速的科技發展令到醫療儀器不斷創新及改良，最明顯的改變莫過於體積的縮小及多功能一體化。很難想像現在各急症室常備的超聲波機，已發展到一隻手掌般大小，只要接上手機的螢幕，一個口袋般大小尺寸的超聲波便可幫助醫護人員作出即時診斷。而且功能跟傳統的台式超聲波機不遑多讓，協助急症室醫生作出即時判斷，幫助不少垂危的病人。

另一例子，便是便攜式手持血液分析儀的誕生。以往急救時要為病人作血液檢查，篩查病因時，往往要靠人手將血液樣本送到另一層的化驗室，對治療構成一定的延誤。但現在所有急症室基本上都配備了非常輕便的手持血液分析儀，而且可以於十多分鐘就得到報告，大大加快了我們診症的效率。

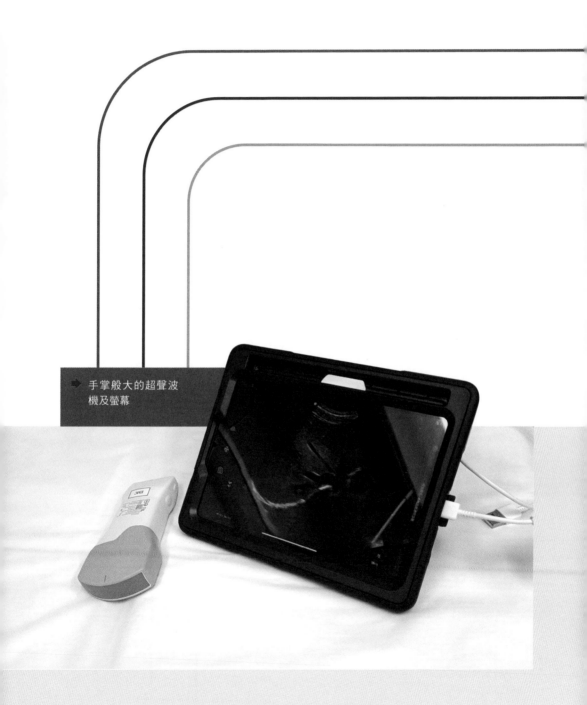

➡ 手掌般大的超聲波
　機及螢幕

趁着病人情況有所緩解，我便走出急救房，跟病人同行的兒子了解他
發病時的情況。得悉病人當日早上開始肚子劇痛，面色蒼白，便立即
乘搭的士往醫院，當的士到達醫院時，病人便突然失去了知覺。

聽到這兒，我立即走回急救房，拿出白袍口袋中的**超聲波機**，將超聲
波探頭放在病人微脹的肚皮上，同時亦指示護士做**即時血液分析**。

「Hb（血色素）6.8。」

我注視着手機般大小的螢幕，赫然看見腹部大動脈直徑比正常大了
一半，護士的血液檢查顯示病人色素遠低於正常。

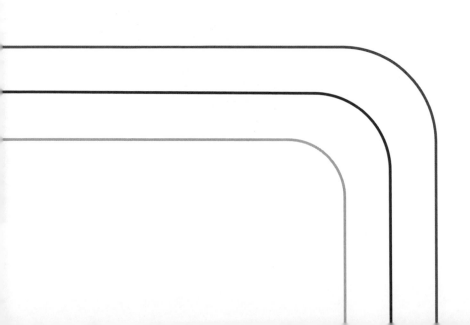

先進急救儀器
增加救治黃金時間

「AAA（Abdominal Aortic Aneurysm）！（**腹主動脈瘤**）」我忍不住大叫了一聲。

腹主動脈破裂[2] 的死亡率極高，死亡率高達 80-90%。非常幸運地，病人僅在到達醫院時失去呼吸脈搏，令我們有機會即時提供急救，恢復他的心跳脈搏。

我立刻聯絡了當值的外科醫生，到急救房會診。外科醫生到達後，亦確認了腹主動脈瘤的診斷，隨即便安排了病人上手術室進行手術。

這次能夠把病人從鬼門關救回來，除了是上天的眷顧外，亦有賴於**先進的急救儀器**。有了新穎的急救儀器協助，不但能大大加強我們急救時的信心，亦可以進一步縮短為診斷所做的檢查流程，為病人爭取更多的**黃金時間**，以接受適切的治療。希望將來科技發展能帶給我們更新、更輕便的儀器，協助我們拯救垂危的病人。

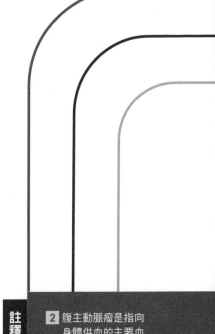

註釋

[2] 腹主動脈瘤是指向身體供血的主要血管（主動脈）下部出現局部膨脹。主動脈始於心臟，流經胸腔和腹腔。

主動脈是人體最大的血管，因此腹主動脈破裂可能導致危及生命的出血。

智慧醫療和智慧急症服務的發展

雷俊達醫生

急症科專科醫生，現職屯門醫院急症室顧問醫生。雷醫生是急症室電子化及數碼轉型的推動者，近年亦協助智慧醫院及智慧醫療的發展，包括醫療物聯網、人工智能和遠程醫療的應用。

彭育華醫生

急症科專科醫生，現職醫院管理局醫療信息主管，負責統籌及發展臨床醫療系統科技策略，開拓醫療數碼化及創新科技應用，以配合醫院管理局整體發展方向及服務規劃。同時，彭醫生亦帶領推動醫務衞生局及衞生署各項公私營電子健康紀錄互通計劃，共享病人的病歷紀錄。

隨着數碼電子科技日漸普及流行，香港政府及各行各業都積極發展數碼轉型、物聯網、智慧政府、智慧城市等項目。創新科技的發展與應用在不同行業、領域（包括醫療和醫院的運作）都受到重視。整體而言，科技在醫療的運用可以分為兩大方面，即**生物及醫療科技**（Biomedical Technologies）和**數碼應用科技**（Applied Digital Technologies）。醫療科技包括**機械手術臂**、**分子生物學診斷**、新藥物和疫苗的研發等等。智慧醫療的發展主要集中在數碼應用科技的運用，包括**數碼轉型**（Digital Transformation）、**醫療物聯網**（Internet of Medical Things，IoMT）、**人工智能**（Artificial Intelligence）及**醫療大數據分析**、**流動訊息及通訊技術**（Mobile Information & Communication Technologies）、**遠程醫療**（Telemedicine）、**虛擬和擴增實境**（Augmented & Virtual Reality）等。

智慧醫療如何提高醫療可持續性（Healthcare Sustainability）？

為甚麼我們需要進行數碼轉型及發展智慧醫療呢？本地公立醫院急症室沿用手寫醫療記錄急症卡（AE 卡）超過 20 年，一直行之有效、效率卓著，為何需要進行改革及電子化呢？多年以來，已發展國家和城市（包括香港）都面臨人口老化的問題。病人的病歷日趨複雜，市民對醫療的期望亦日漸提高。另一方面，隨着醫療科技的發展，包括**基因及分子生物科技**、**精準醫療**和個人化醫療的應用，每名病人的檢查及病歷檔案的複雜程度

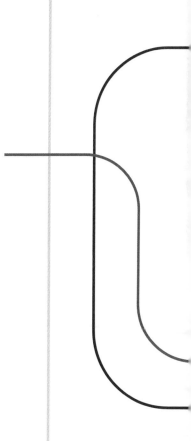

以幾何級數上升，醫生每次為病人診斷的時間亦越來越長。我們必須研發提高醫療運作效率的方法，其中一個重要策略方向就是發展智慧醫療。近年，世界各地都在研發醫療大數據（Big Data Analytics）及**臨床決策支持系統**（Clinical Decision Support System）[1]。在本地公立醫院急症室，現時最常用的決策支持系統包括藥物敏感及相互作用提示。要建立這類人工智能及決策支持系統，先決條件是數碼轉型，推展臨床紀錄及臨床程序電子化。

數碼化及無紙化急症室：
提升及標準化醫療質素

在本地公立醫院急症室，**急症 e 計劃**（eAED）就是數碼化急症室的骨幹。至 2023 年，全港 18 間公立急症室將會全面實施 eAED。過去兩年，部分急症室更推行 **eResus 先導計劃**，將急救房流程全面電子化。急救房流程電子化的好處甚多，除了可以做到流程及紀錄自動化，更可提供實時數據，有助實現 Protocol-driven Resuscitation，在緊急的急救流程中，提示急救團隊作重要醫療程序，以提升及標準化急救的質素。

此外，部分急症室亦已制定**「無紙化」急症室**（Paperless AED）路線圖。「無紙化」的目標並不是純粹因為環保及噱頭，而是為了大幅改革急症室的流程以增加效率，同時在「無紙化」的流程中獲取大量即時臨床及流程數據。這些數據可帶來以下多方面的好處：

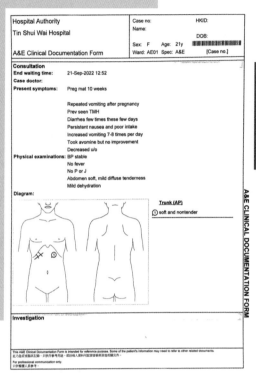

eAED 是數碼化急症室的骨幹，取代已使用超過 20 年的手寫急症卡。

1. 協助急症部同事前線的運作，例如 eAED 的 To-do-list 可以檢視每位病人正在等候安排的程序。eList 可以使前線同事知道共有多少病人在等候同一醫療程序（例如心電圖），以協助前線醫護工作的安排、分流和排序。

2. 輔助急症室的管理人員了解急症部的即時運作狀況，以便更靈活調配人力資源。例如 eAED Dashboard，可以使護士長清楚知道現時急症室運作的壓力點、分流的等候時間和其他護理程序的輪候時間等，以便靈活調派護士同事作出支援。在處理災難及大量傷患事件的時候，醫管局的重大事故協調中心更能使用各急症室的即時數據，作出更有效率的資源調撥及分流，使醫療團隊更能妥善地照顧大量傷者。

註釋

2 醫學影像技術自上世紀 80 年代開始數碼化，為人工智能的應用奠定了基礎。在醫學界，放射診斷無疑是最早追求人工智能應用的學科之一，其中最常用的例子包括胸腔 X 光檢查和用於乳腺癌篩查的乳房 X 光造影檢查。

3. 支援醫療大數據及人工智能的發展和運用，透過臨床決策支持系統提示醫護，增加醫療程序的安全性。例如，每當病人離開急症室時，系統會自動檢查該病人是否已經完成所須的醫療程序，以及醫護同事是否已經確認結果。此外，數碼化的放射檢查 [2]（例如 X 光及電腦掃描）可以運用各類人工智能輔助分析，讓醫護作出更準確的診斷。

4. 與公眾分享實時的運作數據，以增加服務的透明度。目前，公眾可以透過網頁電子平台及手機程式獲得公立醫院急症室的實時輪候時間。

「醫生，我縫針要等幾耐啊？」

「姑娘，幾時先輪到我見醫生呀？」

以上病人的提問每天在各急症室屢見不鮮，亦為前線分流護士增添不少壓力。我們期待在不久將來這些實時輪候時間可透過流動平台與病人分享，改善病人的體驗及提高服務的透明性，達至雙贏。

醫療物聯網及身聯網：
定位病人位置

醫院的臨床區域（包括急症室及急救房）設有很多不同的醫療儀器，現時每件醫療儀器都是獨立的、沒有聯繫的。透過醫療物聯網，這些儀器得以聯繫起來及交換數據，達致程序自動化。另一方面，本港公立醫院急症室面對 2022 年新型冠狀病毒第五波大流行，高峰期時滯留急症室的病人人數曾急劇上升，為前線醫護同僚帶來前所未有的壓力，其中一項問題癥結在於我們未能確切掌握病人的實時位置，使急症室的運作效率受嚴重影響。近年，**室內實時定位電子系統**（Real Time Locating System）日趨成熟，部分急症室亦進行先導計劃，醫護能掌握病人在急症室內的實時位置，提升運作效率。另一方面，**身聯網**（Internet of Bodies）及**可穿戴式維生指數監察裝置**（Wearables）等技術亦發展迅速，這些醫療技術的進步對協助醫護監察病人的臨床情況以及提升病人安全都有很大幫助。

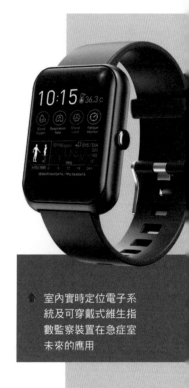

室內實時定位電子系統及可穿戴式維生指數監察裝置在急症室未來的應用

數碼孿生：人工智能及
醫療大數據的分析和應用

隨着數碼轉型成熟，大量的臨床數據已成為人工智能及大數據分析的基礎。近年，本地公立急症室開始應用臨床人工智能，現時 18 間公立急症

室都已使用胸腔 X 光人工智能協助醫生診斷。部分急症室更推行先導計劃,以人工智能協助分析電腦掃描,輔助醫生診斷顱內出血,亦有計劃推行人工智能協助診斷骨折等。

除了以電腦視覺技術協助診斷,近年醫療大數據的發展亦跟其他產業一樣,朝着**數碼孿生**(Digital Twin)的方向發展。甚麼是數碼孿生呢?每一位病人,在數據庫裏都有屬於自己的基本資料,例如年紀、性別、過往的病史及病歷、正在服用的藥物、最近的檢查數據、實時的維生指數、急症室內的醫療記錄等等,在電子世界裏這些數據就是病人的孿生(Twin)。這些數據將來更可能加上基因資訊等,對發展個人化及精準醫療有重大意義。在本地公立急症室的發展方面,正研究使用大數據協

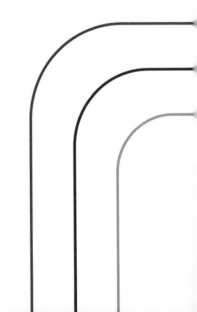

醫療小知識

遙距醫療、虛擬急症室及元宇宙的運用

遙距醫療近年發展迅速,新冠肺炎大流行更使其發展步伐加速推進。部分急症室現已使用遙距會診,與其他專科醫護(例如精神科、腦外科及深切治療科)跟病人進行會診。部分的運作模型更結合了醫療物聯網的運用,能同時傳訊病人的實時記錄、心電圖檢查、電子聽診器數據、超聲波等資訊,使遙距會診的質素及效率更上一層樓。在外地某些國家如澳洲,亦開始試行虛擬急症室的概念,透過身聯網、5G 遙距會診科技進行院前分流,以減輕急症室的壓力。元宇宙(Metaverse)、擴增及虛擬實景(Augmented & Virtual Reality)亦開始應用在醫護的教育及學習,使模擬學習進入另一個新單元。這些數碼科技都將會是未來十年智慧急症的發展方向。

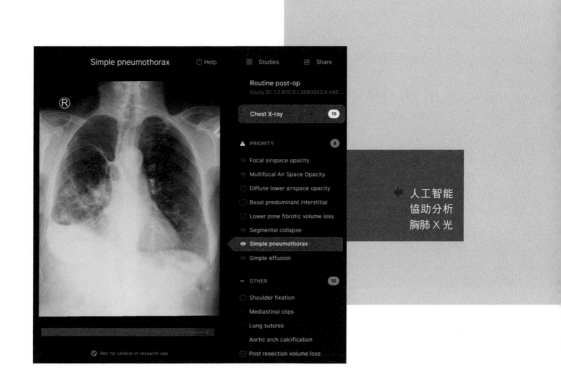

人工智能
協助分析
胸肺 X 光

助診斷嚴重感染、敗血症及跌倒的風險、病人出院後重
返急症室的風險和病人在急症室突然轉差的風險等等。
人工智能亦應用於預算每日至每小時急症室的求診人士
數目和入院病人的數目等，有助急症室和醫院更妥善安
排臨床服務。

總括而言，科技日新月異，香港的急症服務定必與時並
進，運用各項數碼科技改善醫療服務，以提升病人的體
驗，改善醫護日常運作的效能及滿意度。「科技以人為
本，科技改善生活」就是智慧急症發展的基本信念。

護士診所

黃浩東醫生

2002 年畢業於香港大學醫學院，現時為屯門醫院急症室副顧問醫生。

陳旭榮護士

現為急症科顧問護士，香港中文大學意外及急救醫學教研部兼任講師，香港中文大學及香港理工大學護理學院客席講師，政府飛行服務隊飛行護士，香港童軍總會救護委員會委員，香港急症護士學會副秘書，香港災難醫療學會委員。

「**哇！**」人真多，又要等幾個小時 …… 兒子啊我們不如回家算了！我想傷口都會自己復原！」剛剛到達急症室的陳女士説。

「等吧！就算要等幾個小時也要等！剛才私家醫生説傷口比較深，他才叫你來急症室處理 …… 我先去登記吧！」兒子也覺得無奈。

「讓我看看 …… 我們是**非緊急病人**<u>¹</u>，現在輪候時間要 6 小時 …… 沒辦法，實在太多人 …… 還是要等 ……」分流完成，陳女士望着手中的紙條，不禁嘆氣。

沒多久，兒子突然聽到大堂廣播在叫母親的名字：「咦？為甚麼這麼快又叫你？剛才在分流站不是已經量度完血壓和體溫嗎？」

註釋

1 根據醫管局指引，分流護士會根據病情將病人分為五類：危殆、危急、緊急、次緊急、非緊急，被分流為危殆類別的病人，他們毋須等候，會即時獲得醫護人員治理。至於一些非緊急的病人，他們可能需要等候較長時間，在 2019-2020 年度，非緊急病人平均輪候時間就要 134 分鐘。

輕微創傷診所：
提早處理輕微創傷個案

「你好呀！我知道你剛才已經在分流站分流過了。我是急症室的專科護理師。由於我們的急症室有**輕微創傷診所**，我是專門處理這類病人的。你的手指是怎樣受傷的？」一位穿着整齊制服的護士在他們面前出現了。

陳女士便把在廚房預備飯菜時切傷手指的整個受傷過程說了一次給急症專科護理師聽。

「不用一個半小時，傷口已經用針線縫合了。這位專科護理師講解得真詳細，由了解受傷的過程、檢查，到處理傷口的步驟，還有如何護理傷口及甚麼時候拆線等等……其實都不用再見醫生了，這真是意想不到！我沒想過這麼快便可以把傷口處理好。真感謝醫管局有這樣的服務！」

意外、意外，就是意料之外，相信不少人都像陳女士一樣，偶爾有些小意外，當自己覺得情況並不嚴重時都會自行處理，又或者到附近的診所醫治，這是人之常情。當見到自己有傷口，又或流血不止時，怎會不立刻想到去醫院求醫呢？可是當他們想到急症室總是大排長龍，往往都會卻步，寧願先自行沖洗傷口，或者按着流血的傷口很久很久。所以我們偶爾會見到病人不是受傷後即時來求醫的，有些病人是隔天，甚至是隔幾天才來，有些病人更等到傷口已經發炎才來求醫。

分流以外：
輕微創傷診所令非緊急病人也可先得到診治

而事實上多年前的急症室實況確實如此！急症室是一個 24 小時為社區服務、「門常開」的地方。在香港，每天每間急症室都有數以百計的病人求診，不論你是心臟停頓、腸穿肚爛；又或者是高處墮下、嚴重受傷、交通意外；又抑或是醉酒受傷、在街上胡言亂語、精神錯亂；又或者腰背酸痛、嘔吐腹瀉、傷風感冒、皮膚出紅疹⋯⋯通通都會來急症室求診，可以想像得到每天那麼多的病人，而資源人手有限時，我們可以怎樣處理病人？原來每間醫院的急症室都會有分流站，利用特定的標準來分流病人，目的就是要從眾多的病人當中，篩選出較為緊急的病人，作優先處理。

醫療小知識

輕微創傷診所的由來

其實外國大城市的急症室也有病人等候時間長的情況出現，但針對輕微創傷的個案而言，英國、美國等地方多年前就想到設立輕微創傷診所。最主要是因為外國地方大，而且每個城市的居民居住密度不算高，有不少市民都是住在平房內，如果動輒因輕微受傷而需要到市內醫院急症室求診的話，他們往往都要花上不少時間，而且亦加重了該城市內醫院的急症室負荷。

拿英國來做例子，當地政府在上世紀九十年代中期，就留意到這個情況，為了減輕急症室的負擔，就安排了轄下的 NHS（National Healthcare Services）在不同的城市及市鎮內設立這些輕微創傷診所，名為 "Minor Injury Unit" 或 "Urgent Treatment Centre"。這些診所都不是設在醫院的範圍內，而是一些較為方便市民到達的地方。由護士主導去幫助病人，主要處理一些常見的輕微肢體受傷，譬如扭傷足裸、寵物咬傷手腳、昆蟲刺傷、家居燙傷、異物走進眼耳鼻，甚至輕微骨折等等。當地這些診所雖然不像急症室那樣 24 小時運作，但就為當地的居民提供了不少方便，減省了到急症室求診的路程，亦大大減輕了急症室的負荷。成立多年，當地居民都非常信任這些輕微創傷診所內的資深護士，一旦護士發現病人的病情在他們的能力範圍以外，病人往往都會被轉介到急症室作進一步處理。

由於我們的分流時都用了體溫、血壓、脈搏、呼吸含氧量等作指標，所以當遇到像陳女士這樣健康良好，只是手指受傷的病人，因為不會影響到任何維生指標，亦甚少有急劇轉差的情況，所以一般都會被分流做非緊急病人，需輪候較長的時間。

急症室病人眾多，幸運的時候可能等兩三個小時就得到處理；不幸運的話可能等十個小時以上才見到醫生，而見過醫生之後又可能要再等幾小時傷口才得到處理。這對病人確實是一種煎熬！

急症科護士的培訓：
為輕微創傷診所的設立打好基礎

回到 2007 年的香港，在嘉道理慈善基金會（Kardoorie Charitable Foundation）的贊助下，威爾斯親王醫院的兩名急症科護士在英國牛津完成了一個「**輕微創傷與疾病管理課程**」。在這 9 個月的日子，他們要到大學上課，學習理論。其他的日子便在牛津的 John Radcliffe Hospital 跟隨急症室的顧問護士（Nurse consultant）進行實習和訓練，好等他們學以致用。該項目目標是協助在香港具有豐富經驗的急症科護士獲得進一步的臨床知識及技術培訓的機會，從而讓他們準備成為香港公共醫療機構中獨當一面的護理人員。這些先驅者將會負責發展及提升香港的急症護理服務質素。

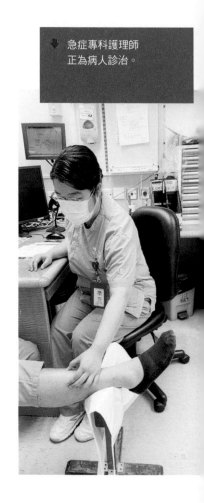

急症專科護理師正為病人診治。

威爾斯親王醫院急症室於 2008 年 6 月試辦了急症科護士主導診所服務。兩位受訓練後的護士，主要集中在急症室為輕度傷患者提供護理。他們具有臨床能力，可以作出獨立的評估、診斷、檢查和治療病人，並且能夠獨立進行臨床治療程序，例如四肢骨折及關節脫位閉合復位、複雜急性傷口和膿腫的處理等。

在 2010 年，醫院管理局**護理深造學院**（Institute of Advanced Nursing Studies，HA）**2** 及香港中文大學意外及急救醫學教研部（Accident and Emergency Medicine Academic Unit，CUHK）合辦了一個與牛津布魯克斯大學課程相同的理科碩士／高級急症科護理實踐研究生文憑課程（Advanced Emergency Nursing Practice），以便為香港急症科護士提供本地教育和培訓。

從 2010 年至 2014 年，威爾斯親王醫院、瑪嘉烈醫院、基督教聯合醫院、博愛醫院、東區尤德夫人那打素醫院、仁濟醫院、廣華醫院及屯門醫院共 37 名急症科護士接受了該項本地培訓。課程計劃包括專業發展和決策、急性疾病管理、急性損傷管理、臨床實踐和促進學習。這些急症科護士分別在中文大學急症科和威爾斯親王醫院急症科完成了為期 20 天的課堂授課和 6 週的臨床實習。他們需要成功通過 Objective Structured Clinical Examination（OSCE），X 光影像分析測

註釋

2 護理深造學院（IANS）源自於醫務衞生署時代設立的「護士深造學校」，並於 1995 年 7 月在醫院管理局（醫管局）行政總裁全力支持下正式成立，為醫院管理局總辦事處護理服務部執行培育訓練事務，升格起至 2012 年 12 月，培育訓練了逾萬名護理人員。深造課程專門為有經驗的註冊護士而設，經過醫院挑選後，合符資格的優秀人才方有機會進入護理深造學院學習。

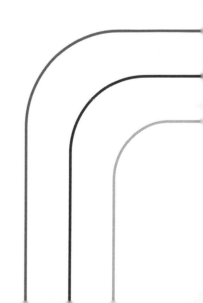

驗和單元功課。在課程中經過一段時間的臨床督導實習後，會由該計劃的教學團隊進行評估及認證他們處理臨床病人的能力。

在這樣的基礎下，香港各間醫院的急症室就在 2011 年開始先後設立了輕微創傷診所[3]。

急症專科護理師的工作點滴

一張聖誕卡

4 年前的一個中午，急症室如常地運作，救護員不斷地送病人前來到急症室登記看病。當中有一名少女的醫療過程，是我在 AENP 最深刻的經驗。

救護員帶她到分流站。她坐在輪椅上，一邊不停地哭泣，一邊用力地按着她的左手無名指。救護員向分流站的同事說：「她在早上做早餐時不小心切到左手無名指，手指有一處刀傷。」分流站護士為她進行分流程序，她的血壓心跳正常，被分流為第四類「次緊急」。分流站同事知道當日有 AENP 服務，所以把這位女士轉介給我。

註釋

[3] 東區尤德夫人那打素醫院的急症護士診所於 2011 年 9 月投入使用，可處理輕微創傷，唯治療方案要經過指定高級醫生的確認。

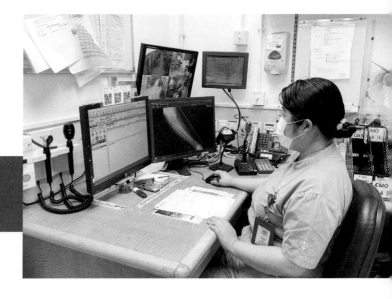

急症專科護理師
正為病人診治。

同事對我説：「她的情況十分適合你，傷口不深，但她十分怕痛，輕輕碰一下傷口都痛到不行！」

當我接觸她時，她還是哭哭啼啼，一手用力地按在受傷的手指上。我溫柔地説：「不用怕，來讓我看看傷口吧。」她慢慢地把手伸出來給我看。我緩慢地打開紗布，她的手還在震動，氣若浮絲地説：「痛呀！」

傷口不算大，約一厘米長，深約到真皮層，沒有傷到筋腱，傷口在左手無名指指頭的位置，手指甲沒有受傷，沒有甲下出血。理論上活動能力和感覺應該沒有影響。可是她的手指不能動。她説：「好痛！」在我再度鼓勵和解釋傷勢下，她的手指終於可以活動。我問她為何如此

驚慌害怕，她説：「我十分喜歡彈琴，怕受傷後會有影響。」於是我再解釋，這是皮外傷，傷口要縫合，約一星期後 off stitches。這一刻，她才放下心頭大石。

到縫針打局部麻醉藥時，雖然她沒有之前那麼怕痛，但她的手還在輕微震動。我就對她說：「怕就一起怕，大家共同進退！」在每一個縫針的程序上，我都向她細心解釋，例如麻醉藥要等幾分鐘才有作用，使她理解治療的步驟，令她放鬆心情。最後，她的心情放鬆下來，縫針時，她再沒有感到痛楚。

由登記到完成治療約一小時，平常的次緊急症要等三、四小時。如果當日沒有急症室的護士診所，她有可能要等較長時間才能接受治療，經歷很長的驚慌時間，而一星期後，我亦收到她寫給我的聖誕卡。

展望將來，急症科護士診所服務不需要只局限於在診所為病人診治，我們甚至可以由診所走進急症科病房，建立一些不同的護理服務模式 [4]，根據一些臨床工作指引與急症科醫生及社區醫護單位協作，為病人提供有效率及高質素的服務。

註釋

4 護士診所在基層醫療中可以扮演預防教育、檢測篩查、初步診斷、治療分流等多重重要角色，既為市民的健康把關，又能為後續治療減負。然而，縱然香港目前有逾230 間護士診所，卻仍有許多問題有待解決。譬如如何更充分的發揮護士診所的職能，如何解決護士人手短缺的問題以及如何教導市民信任、懂得有效益的利用護士診所等。

參考資料

〈香港急症室的高級護理服務〉，JOSEPHINE CHUNG，2019。
〈香港急症專科護士的發展〉，LEE KWOK HUNG，2021。

急症專科
醫生是如何練成的？

黃大偉醫生

畢業於香港大學醫學院，急症科
專科醫生。曾就讀於中文大學、
新南威爾斯大學及城市大學，獲
頒工商管理碩士、衛生管理碩士
和語言及法律文學碩士。現為醫
院管理局的急症科顧問醫生，亦
為香港大學醫學院名譽副教授。

本地醫科生畢業時都是**內外全科醫學士**。二次大戰前的香港，大部分的畢業生都會自行開業，當一名全科的醫生。本地醫生向專科發展是戰後的事，那時候專科資格要遠赴英倫應試，可不是簡單的事。

英國醫生的專科化雖然比香港早，但也是踏入 20 世紀後的事。數百年來，英國醫學的兩大門派，就只有內科和外科。

內科屬學院派，熟讀醫學經典，以藥物治療為主；外科 [1] 與理髮匠同源，屬行動派，專長是以手術刀治病。醫學的發展也催生了專科的發展，例如骨科就屬於外科的一個分支，以手術方式治療骨折等人體骨骼的病患。專科的發展有以年齡作為分野的，如小兒科和老人科；也有以器官為專門對象的，如眼科、婦科等。醫療科技的進步也會創造新的專科，例如 X 光的發現，就造就了放射專科。以某種疾病為中心的專科如腫瘤科，近年也備受重視。

那麼急症科又屬於哪種專科呢？急症科和家庭醫學相似，是一門橫向的專科，基礎博大，包括傳統的內、外、婦、兒等範疇，但專精於急性疾患的治理。常言道做學問要如金字塔，要能博大、要能高，急症科大概就是這類型。

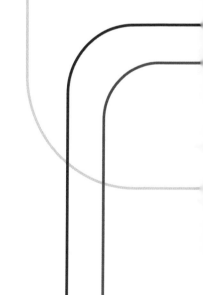

註釋

[1] 外科學是現代醫學的一個科目，主要研究如何利用外科手術治療病患。外科手術簡稱手術，指凡透過器械，經外科醫生或其他專業人員的操作下，進入人體或其他生物組織，以外力方式排除病變、改變構造或植入外來物的處理過程。

急症專科醫生的十八般武藝

急症科專科醫生的訓練，當然以各大急症室為主場。急救不能紙上談兵，初出道的醫生，在資深專科醫生的帶領下，爭取實戰經驗，才能練成一身好武功。急症室是醫院的主要門戶，要面對各式各樣的病人，奇難雜症無所不包，真的要學好十八般武藝才能應付。搶救危殆病人是急症科的首要任務。這類病人可能是心臟病發，也可以是交通意外的嚴重創傷，因此所有急症科醫生，都要文武兼備，既要懂得施藥，也會掌握一些急救手術。這方面的訓練，一般都與國際接軌，例如**美國心臟協會**[2]的**高級心臟生命支援術**和**小兒高級生命支援術**，都是學院指定的必修課程。此外，在六年的訓練期間，學院也會要求醫生花一年時間到其他專科學習，增廣見聞。一般是 6 個月在內科系統，餘下 6 個月則在外科系統專科培訓。

醫療小知識

急症專科訓練的必修課程 ── 十項全能

1. 美國心臟協會高級心臟生命支援術
2. 小兒高級生命支援術
3. 氣道管理工作坊
4. 清醒鎮靜術
5. 外科與骨科技能工作坊
6. 急症超聲波檢查基礎
7. 毒理學基礎
8. 急症模擬訓練
9. 災難現場分流與管理
10. 文獻評鑑與循證醫學工作坊

2 美國心臟協會（American Heart Association，簡稱 AHA），是美國一個非牟利的醫學組織及志願衛生機構，通過推廣心臟疾病的治療及預防方法，目的為減少因為心血管疾病和中風等所帶來的死亡或殘疾，目標是：「創造更健康的生活方式，消除心血管疾病和中風」。美國心臟學會對全球發表過很多基本及高級的生命支援之急救標準。

6 年的專科訓練，分為基礎與高階訓練兩個階段。新人大概需要兩至三年的磨練，考試合格就可以進入高階訓練。原則上完成基礎訓練，應該可以處理日常的急症；至於高階訓練，除了朝向能獨立處理更複雜的急症外，更要學會帶領新人。香港急症科醫學院作為培訓機構，除了監察學員的進度外，也會提供不同的學習資源。學院有自己出版的訓練手冊和導修臨床案例，每個月也會主辦院際臨床病例研討會。至於訓練課程，更是五花八門，單是必修課程已有 10 個，6 年下來，完成 20 個或更多課程，一點也不出奇，這很符合急症專科要求的廣度和深度。

過三關，打出木人巷

要成為專科醫生，要通過三重考試。初級考試主要考核與急症相關的基礎知識，如解剖、病理學等，一般採用多項選擇題方式考核。經過約兩年的基礎訓練後，學員要通過中期考試才可以進入高階專科訓練。考試以急症臨床知識為主，分為筆試和臨床技能考試。筆試考核的是各式各樣急症的臨床表現和處理，技能考試就是「打木人巷」。急症專科醫生當然不能只說不做，因此技能考核實屬必要。「木人巷」大概有十多站，有時用真人模擬病人，也可以利用仿真度很高的模型。例如，考題可以是一個臨盆的孕婦，考生要

處理難產的情況，在指定的時間內，完成安全助產的動作。考題包含不同類型的急症，要打出這「木人巷」真的一點也不容易。

完成六年訓練後，只要通過畢業試就可以申請成為香港急症科醫學院和**香港醫學專科學院**的院士，然後載入香港醫務委員會的專科名冊。畢業試分為筆試和口試兩部分。筆試涵蓋不同急症的應對處理，口試除了臨床的奇難雜症外，也會旁及急症行政管理方面的問題，例如當災難事件發生時，作為專科醫生該如何帶領急症室同工應對。

專科醫生的訓練是一個漫長的過程，就算能每次順利過關斬將，也要七年時間。成為專科醫生，也只是作為急症達人的起點。急症表現千變萬化，新的病症（如新冠肺炎）隨時突襲，加上醫療科技日新月異，專科醫生一定要持續終身學習，才能不負所託。

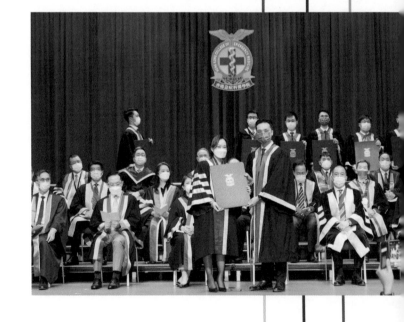

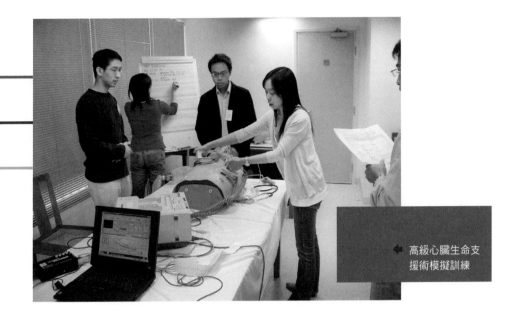

⬅ 高級心臟生命支
援術模擬訓練

⬅ 完成六年訓練後，要
通過畢業試才可以申
請成為香港急症科醫
學院和香港醫學專科
學院的院士。

醫療小知識

香港醫學專科學院

香港醫學專科學院（醫專）是一個法定機構，成立於
1993 年。當時有 12 個專科學院，香港急症科醫學院於
1997 年加入，是醫專最年青的學院。醫專成立的其中一
個目的，就是建立本地的專科培訓制度。通過各個學院考
核的醫生，可成為醫專的院士，也就是認可為該學科的專
科醫生，可冠以 FHKAM 的銜頭。此外，香港醫務委員會
（醫委會）也負責專科醫生的登記。醫委會承認的專科有
62 個，讀者可到醫委會的網頁查看專科醫生名冊。

一步一腳印

胡詠儀醫生

香港急症科醫學院院長、仁安醫院副醫務總監暨仁安急症門診中心總監。

胡醫生於 1998 年在瑪麗醫院急症室接受急症專科培訓，並於 2004 年獲香港急症科醫學院院士。胡醫生於 2006 年轉投私營醫療體系，掌管仁安醫院普通科門診。仁安醫院是香港新界東首間私營醫院。2008 年仁安急症門診中心正式投入服務，而胡醫生自該中心成立後一直出任總監一職至今。

急症服務營運成本高、監管嚴謹。自 1947 年香港第一所公營急症室於瑪麗醫院開立整整一個甲子後，首間私營急症室——**仁安急症門診中心**才於 2008 年投入服務。時至今日，獲衞生署及香港急症科醫學院認可的私營急症室亦只得港島區的港怡醫院和位於新界東的仁安醫院。

急症科醫生：急症室中的主帥

急症室要求與時並進的設施、完善的分流機制和專業的醫療團隊方能有效運作。不論公、私營，急症室屢屢被喚作戰場，急症科專科醫生則儼如主帥般發令調度，與院內不同部門包括手術室、深切治療部、心臟中心、病理部（臨床化驗）、醫療造影部（放射診斷）等合作無間。而包括內科、外科、心臟科、骨科、兒科、婦產科、矯形外科、麻醉科和神經外科等強大的**專科兩線（2 tiers）候召支援系統**，更可確保病人在最短時間內得到最適切的醫療服務，以及最妥善的轉介和照料。

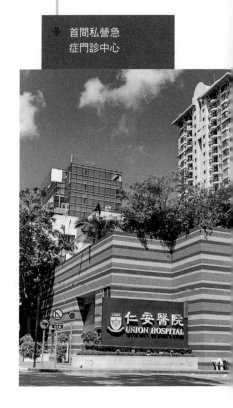

首間私營急症門診中心

急症團隊在私營醫院內角色舉足輕重。在突發或重要事故當前，急症團隊的緊急召援醫療編制，能迅速配合院內強大的醫療支援，統籌及處理院內急救程序，如氣管插管（插喉）、心肺復蘇急救等，可有效提升病人的存活率。仁安醫院於 2007 年組成急症專科醫生團隊後，院內心肺復蘇（CPR）平均存活率由原來的 19.8%，上升 3.5 倍至 68.4%。這個數字對當時新成軍的急症團隊無疑是一大鼓舞。

▼ 仁安急症門診中心會定期為前線醫護提供臨床培訓。

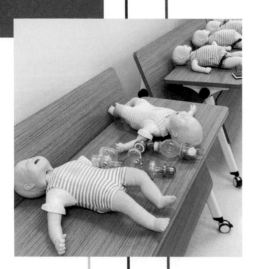

醫療小知識

公、私營雙軌醫療制

香港奉行公、私營雙軌醫療制。公營醫療體系確保市民不會因經濟原因而得不到適切的治理；而私營醫療則為有經濟能力的市民提供較個人化的醫療選擇。醫院管理局轄下的公立醫院每日需處理大量突發意外傷者及危重病人，即使已按病情的輕重緩急實施分流，急症服務輕症者的輪候時間仍動輒需要五、六小時。私營急症服務遂成為市民另一可靠的選擇。在新冠肺炎疫情肆虐期間，香港私營急症室不但分擔了公立醫院的壓力，亦為有急症服務需要的市民解決了燃眉之急。

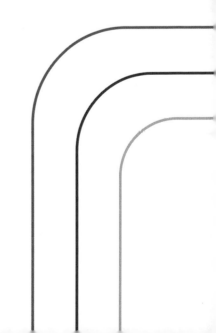

註釋

1 學習 ACLS 必須有寬闊的知識，嚴謹、細緻、嚴格的臨床試驗。只有具備醫療相關學歷才能夠執行 ACLS，並且需要能夠為病人插喉輔助呼吸，施行靜脈導管進行輸液，閱讀心電圖和使用藥理學處理突發事件的能力。專家和搶救者都需要經過基礎生命支持（Basic Life Support, BLS）的訓練，例如心肺復蘇（CPR）。ACLS 是在 BLS 的基礎上加上了一些設備，例如心電圖監控，心臟除顫等來建立與維持更有效的通氣和血液循環。

仁安醫院急症團隊訓練有素

急症團隊會根據國際（高級心臟生命支援術 ACLS）[1] 的標準，協助醫院制定心肺復蘇的臨床應用指引，並為院內心肺復蘇暨急症心肺復蘇委員會提供專業及方向性的指導。此外，急症科專科醫生亦會以顧問身份出席院內**風險管理委員會**及**應急應變演習**。應急應變演習模擬突發醫療危機，以測試和訓練部門間協調和應變能力。過去院內的應急應變演習包括針對新型冠狀病毒、中東呼吸綜合症、新型流感、季節性流感、禽流感及伊波拉病毒等。而作為香港急症科醫學院認可的私營急症科專科培訓中心，仁安急症門診中心更會定期為前線醫護提供各類型的臨床培訓，致力協助提升香港急症專科醫生及護士的專業水準。

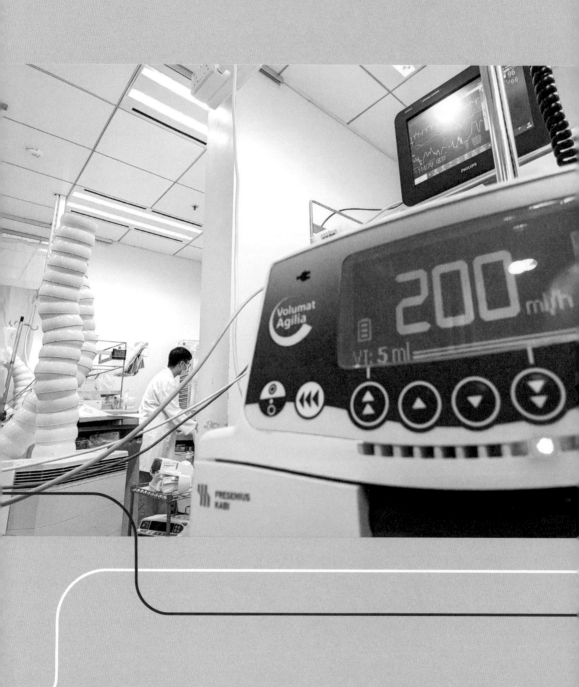

亞專科

Chapter 02

急症科學問博大精深，涉獵範圍之廣，可能超出你想像！從院前的燒傷、大型災難、墮馬、運動心臟停頓、中暑、雷擊受傷，到院內的心肺復蘇術、創傷處理、深切治療、傳染病治療、中毒治療、高壓氧治療等等，全部都與急症科有關！

急症亞專科的由來

陳東寧醫生

急症科專科醫生，從事急症
科服務超過 20 年，參與發
展急症醫科訓練亦超過 10
年，現為香港急症科醫學院
轄下學術委員會的主席。

香港急症醫科發展至今，有所屬的亞專科嗎？其發展的過程與市民大眾有甚麼關係呢？

在五、六十年代的香港，到急症室求診的病人，主要以創傷為主，當中又以交通意外、工業意外或家居意外為主要原因。非創傷的病人當中，雖然亦有一般發燒病人，甚至徘徊於死亡邊緣的病人，但大部分在急症室遇到的病症種類尚算簡單。醫生人手方面，多是由剛畢業的、接受其他科訓練的醫生在急症室工作，那時在急症室工作的醫生並沒有接受過全面的急症科醫學訓練。

急症室的求診種類包羅萬有

隨着社會的發展，人口膨脹，加上人口老化，患心、腦血管病和其他種類疾病的病人也相應增加。新型傳染病的出現，以及各種人為或天然的災害，令急症服務的需求急升，使用急症室的病人數量和求診種類日益繁多。

時至今日，當你步入任何一間急症室，各種各樣的病人隨處可見，有內科或外科的重症、兒童、分娩的孕婦、無法照顧自己的老人、無家可歸的露宿者、受藥毒影響的病人，亦有精神錯亂的、被生活壓垮的，甚至是對病徵無以言表，只是感覺不對勁的病人。當社區出現天災，如當年 SARS、現在的新冠病毒大流行，或是大型事故時，急症室更會擠滿病人或恐慌的群眾，希望在這裏得到最快的診斷和最中肯的意見。

醫學發展日新月異，喜見以往一些不治之症，到今天能

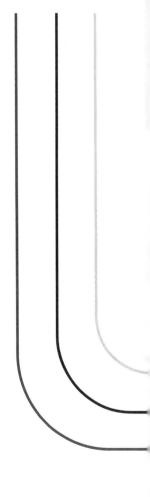

得到有效的治療，如治療急性心臟病的**冠狀動脈介入治療術**（俗稱「通波仔手術」），或醫治早期缺血性中風的**靜脈溶栓治療**。這些例子都涉及時間關鍵型的治療方案，其成效往往取決於急症科醫生與其他專科醫護的決斷及爭分奪秒的執行能力。在現今的急症室，超聲波技術及電腦掃描的運用，令診斷更加精準，治療更加有效。

要應付那麼繁複的病症種類，又要掌握各種新的醫療技術，急症科醫生既要能夠靈活應變，也需要擁有跨專科的臨床知識。正因這些特質，急症科醫生在最近的新冠大流行中，發揮了很大的作用，除了在急症室醫治及分流不同病情的新冠病人，不少同事更被委以重任，調派到一些社區治療設施，參與照顧新冠患者。

專業訓練造就全能的急症科醫生

社區人口的增加、服務需求的改變、醫學科技的進步，都推動了急症醫科發展。為確保急症科醫生獲得全面的急症醫學訓練，香港急症科醫學院透過轄下各個小組委員會，提供各種類型的訓練活動、舉行定期的科學研討。要訓練團隊合作和提高危急應變的能力，除傳統課堂式的講授外，急症科醫生也會透過臨床模擬訓練，在安全和接近真實的環境當中，探討和學習相關的知識和技能。在這資訊爆炸的年代，書本、期刊和媒體上都充斥着各種各樣的新資訊，急症科醫生要懂得在海量的訊息當中，不斷辯證，運用循證的臨床作業方式，才能為

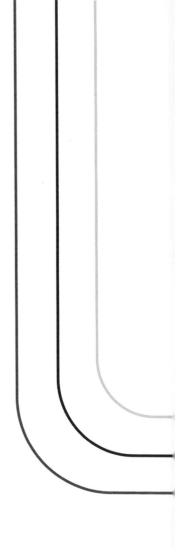

病人提供最有效的診治。當遇到新的醫學問題，急症科醫生亦需要進行臨床研究去發掘新知。

每個小組委員會所提供的專項訓練，代表了急症科醫生在基礎醫學知識之上，所需具備的各種技能。期望每位急症科專科醫生，受訓後都擁有以上所提及的臨床、科研、教學等技能。

香港急症科醫學院成立之初，這類小組委員會的數目不到 10 個，時至今日，已經增至 15 個。小組委員會當中，有的還會為大型體育競技活動提供醫療支援，有的為其他團體的醫護人員提供急救訓練和評核，或出版專業的手冊去推廣相關的醫療知識。

醫療小知識

香港急症科醫學院轄下的亞專科

香港急症科醫學院轄下，暫時只有一個正式的亞專科，這就是臨床毒理科。其發展的過程，也是由小組委員會做起，當時的臨床毒理小組委員們，透過籌辦訓練課程，制定評核準則，提供亞專科的臨床服務，繼而成立了臨床毒理亞專科。

現時各個小組委員會，在委員們不斷的努力下，已為將來發展成亞專科的過程上，奠下堅實的基石。只要在其專業方面不斷探索和進行臨床科研，定會贏得同業和大眾的認受，更可推動急症醫學整體的發展，提升急症科的服務質素。

火速飛行任務

郭永康醫生

急症專科醫生。自千禧年加入政
府飛行服務隊醫療課成為創課隊
員至今。夢想翱翔千里，遊走浮
雲間，a.k.a. 好高騖遠，望天打
卦，腳不踏實地，糧不過月梢。

某 月某日凌晨 12 時 10 分，政府飛行服務隊接獲香港海事救援協調中心通知，指一艘貨船在失火後沉沒。該艘貨船載有 12 位船員，大約位於香港東面 40 海里，相信有穿着救生衣。

一架定翼機及一架直升機立刻出發，在 12 時 50 分抵達事發現場進行搜救任務，於搜索中發現 10 名抱救生圈漂流的船員。直升機將 10 人全部救起，發現當中有 6 人受到不同程度的燒傷。拯救員在直升機內為傷者作出初步治療之後，直接將傷者送往醫院作進一步治理。飛行服務隊同時亦派出另一架直升機前往協助搜索其餘兩名失蹤船員……

燒傷也有不同種類

皮膚是保護身體的第一道防線，表皮保護人體避免細菌入侵，燒傷或燙傷會摧毀皮膚的保護，甚至加速病菌繁殖，造成各種感染。

家居中發生的多數都是燒傷或燙傷，工業上發生的除了以上兩類外，亦有**化學灼傷**[1] 和**電灼傷**[2]。至於**輻射灼傷**，最常見的是在猛烈太陽下曬傷，比較少見在工業中發生。另外，比較複雜的情況是火警，因為除了燒傷外，亦可能會吸入有毒氣體，加上呼吸道受到熱力灼傷後會腫脹，影響呼吸，甚至窒息。

註釋

[1] 化學灼傷（Chemical Burn）也稱為腐蝕性燒傷（Caustic Burns），當皮膚或眼睛接觸到酸性或鹼性刺激物，化學物質與該部位產生化學反應或滲透到體內時，即會造成化學灼傷。大部分的化學灼傷是由強酸和強鹼物質造成的，可能發生在學校、職場或任何會使用及處理化學物質的場合，造成化學灼傷的常見產品有汽車電瓶強酸、漂白水、氨水等等。

[2] 電灼傷（Electric Burns）是人體接觸電源或被雷電擊時所發生的皮膚及其他組織損傷，嚴重時可危及生命。電流可使機體細胞膜外的離子平衡發生改變，並可產生電流、電滲等反應。皮膚組織在通電情況下可產熱，造成灼傷和炭化。當電流途經心、腦延髓、脊髓等重要組織、器官時，則會產生嚴重後果，甚至引起死亡。

皮膚燒傷的嚴重程度取決於**燒傷深度**和範圍、受傷的身體部分和傷者的年紀。兒童和長者都是高危人士，而患者本身的基礎疾病亦會影響燒傷的康復。

燒傷深度如何分類？

傳統上，燒傷深度分為一級、二級和三級。但近年因為手術處理需要，受傷深度分為表面、部分皮層和全皮層燒傷，而部分皮層亦有深淺之分。四級燒傷一詞仍用於描述最嚴重的燒傷，即是深度已超越皮膚，波及皮下軟組織，包括血管、神經、肌肉、骨骼和關節。

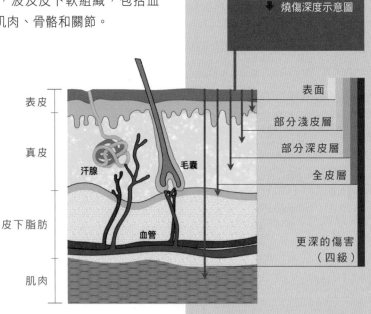

燒傷深度示意圖

表皮
真皮
皮下脂肪
肌肉

汗腺　　毛囊　　血管

表面
部分淺皮層
部分深皮層
全皮層
更深的傷害
（四級）

燒傷傷口的深度不會均勻劃一，通常會混集深淺不同部分，加上燒傷源頭和身體反應等原因，部分表面輕傷的可以進展為更深入的傷害，因此最初的深度評估每每不能作準，有時需要幾天的時間，待傷勢穩定下來才能作出最終決定。值得注意的是，前臂掌面、大腿內側、會陰和耳朵等較薄的皮膚，傷勢會比看起來的更深，因此最好假設這些身體部分沒有淺度燒傷。由於兒童和長者的皮膚較成人的薄，即使在同一熱力下，傷勢亦會嚴重得多。

燒傷深度分類

深度	外觀	皮膚感覺	康復時間
表面	· 乾燥，紅色 · 遇壓變白	痛楚	3 到 6 天
部分 淺皮層	· 水泡，紅色 · 傷口潮濕，有分泌 · 遇壓變白	對溫度、風吹 感到痛楚 觸痛	7 到 21 天
部分 深皮層	· 水泡（容易脫頂） · 濕的或蠟狀乾燥 · 不同顏色（斑片狀 到芝士白到紅色） · 遇壓緩慢變白	只對壓力感到 痛楚	>21 天， 通常需要手術治療
全皮層	· 蠟白色至革質灰色 至燒焦和黑色 · 乾燥且無彈性 · 不因壓力而變白	僅感覺到深壓	除非手術治療， 自我康復罕見
更深的傷害 （四級）	· 延伸到筋膜和／或 肌肉	僅感覺到深壓	除非手術治療， 否則不可能康復

「9 法則」、倫德・布勞德（Lund-Browder）圖表：評估燒傷範圍

燒傷範圍是以部分皮層和全皮層燒傷佔身體面積的百分比來表示，只發紅且沒有起水泡的表面燒傷不在估算之內。評估燒傷的方法有很多，包括「9 法則」、倫德・布勞德（Lund-Browder）圖表法及根據傷者手掌的大小去量度。

「9 法則」最方便快捷，但是只限用於成年傷者。計算方法是頭部佔 9%、每條手臂佔 9%、每條腿佔 18%、前後身軀各佔 18% 和會陰佔 1%。兒童的頭部相對比較大，下肢較小，因此用 Lund-Browder 圖表可以準確地估算燒傷範圍。當然，Lund-Browder 亦有成人圖表的。細小或分散的燒傷範圍，可以使用傷者手掌的面積來計算，傷者手掌（不包括手指）約佔全身表面積的 0.5%，包括手指在內的整個手掌表面佔 1%。

➡ 「9 法則」

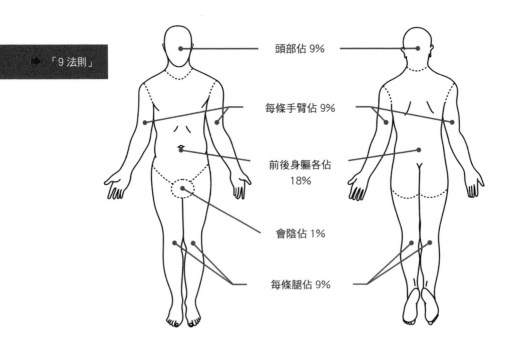

頭部佔 9%

每條手臂佔 9%

前後身軀各佔 18%

會陰佔 1%

每條腿佔 9%

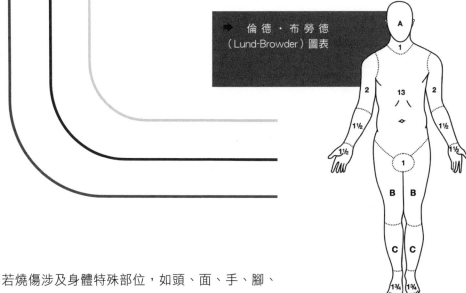

→ 倫德・布勞德
（Lund-Browder）圖表

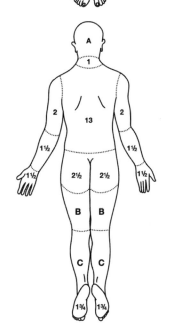

若燒傷涉及身體特殊部位，如頭、面、手、腳、
關節或會陰，或大範圍燒傷的話，就需要安排到
燒傷中心作進一步處理。若影響呼吸道，就需要
考慮深切治療。

在狹小的機艙內處理多名傷者，會根據急先緩後
的原則，先處理呼吸道燒傷或吸入濃煙的傷者。
呼吸道組織經過熱力破壞之後，會出現紅腫現
象，很可能會阻塞氣管，導致呼吸困難，甚至窒
息。所以當有跡象顯示上呼吸道被燒傷時，包括
面部燻黑、燒焦的鼻毛或鬍鬚、口咽或鼻道有煙
灰、痰中帶碳粒，甚至呼吸有喘鳴等等，就需要
考慮輔助呼吸，包括氣管插管（插喉），甚至開
氣喉。視乎火災原因，吸入的濃煙可能含有不同
的有害氣體，包括一氧化碳、二氧化碳、山埃、
二氧化硫等。預早插喉亦可以處理系統性中毒，
或是預防呼吸衰竭。

在院前應急傷口處理方面，應盡快將燒傷部位降溫，防止熱力傷及深處，一來可以減少腫脹，二來可以減少痛楚。可以用室溫或自來水冷卻傷口，但千萬不要直接使用冰塊或冰水，因為這會增加疼痛和傷勢。

在海中救起的傷者，已經泡浸在海中一段時間，相信溫度已經降低了很多，反而要避免體溫過低。燒傷的皮膚喪失了保持體溫的功能，過度的降溫可能會導致**低溫症**，增加死亡風險。處理他們的傷口時，我們不會強行脫下他們的衣服，因為受了傷的皮膚已經很脆弱，加上在海中浸泡了一段時間，脫衣的時候大有可能和衣服一起剝掉，增加傷勢。此時，只要用潔淨的乾毛巾覆蓋傷口便可以了。

另一方面，燒傷亦會導致身體水分流失，所以補充水分十分重要。雖然有研究顯示少於一小時的送院時間可以免卻靜脈點滴（吊鹽水），但院前病情瞬息萬變，加上機程隨時可以受到天氣轉變等不同情況延誤，上了點滴對病人怎麼說也有益無害，更何況有了靜脈插管，注射藥物（包括止痛藥）也容易得多。

此時機組人員已與總部聯絡，表示有多名燒傷病人正在回途中，需要啟動緊急機制將傷者送往**燒傷中心**。

當直升機徐徐地降落時，醫管局派出的醫療隊已經在停機坪等候多時，準備第一時間對眾傷者作出處理及分流，把他們送往不同的燒傷設施和單位。

醫療小知識

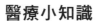

香港公立醫院的聯網燒傷服務

現時香港公立醫院的聯網燒傷服務分為燒傷設施（Burn Facility）和燒傷單位（Burn Unit）。中度及比較複雜的燒傷會被轉送到燒傷設施處理，而燒傷單位就用來醫治嚴重的個案。一般輕微的傷勢，就可以由本身醫院的外科或骨科部門治理。目前香港認可的燒傷單位有威爾斯醫院及瑪麗醫院，燒傷設施則有廣華醫院、伊利沙伯醫院及屯門醫院。這樣的安排是顧及到各醫院的地理位置及香港不同地方的需要，和整合了不同聯網的專科人才及資源，同時亦考慮到如出現今次事件般，同一時間出現多名傷者的情況，這時就需要分流到不同設施及單位，避免令某一醫院負荷過重。

生命無常，救助者和求助者的分別是……

林棋煒醫生

2013 年畢業於香港大學醫學院，是急症
科專科醫生，現職天水圍醫院急症室副
顧問醫生。林醫生一直以來活躍於院前
急救應災服務以及青年發展，現時擔任
香港聖約翰救傷隊香港及九龍少青團助
理監督、香港紅十字會急救隊義工。

香港的緊急及非緊急醫療服務

緊 **急醫療服務** EMS（Emergency Medical Service）通常由接受過相關專業訓練的政府部門執行，以市民的緊急求助電話召喚啟動。香港的 EMS 由**消防處**及**政府飛行服務隊**等組成。本港的「999」熱線及在郊野公園或鄉郊地區使用的「112」熱線，則由**香港警務處**指揮及控制中心負責運作。**香港聖約翰救傷隊**也向市民提供 24 小時緊急救護車服務，市民可使用 1878 000 熱線召喚。

除緊急服務外，醫管局轄下亦有**非緊急救護運送服務** NEATS（Non Emergency Ambulance Transfer Service），為行動不便的病人提供點對點接載服務。此外，**醫療輔助隊**救護車也會為有需要的市民免費提供非緊急救護車載送服務，同時亦有限度接受私家醫院轉介的病人使用救護車載送服務。

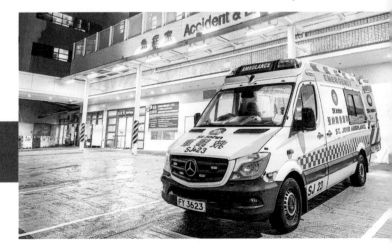

▼ 聖約翰救護車

救護員：提供專業的院前護理

各個提供 EMS 的單位均有不同名稱，一般統稱為**救護員**（Ambulanceman）或更進階的**輔助醫療人員**（Paramedic）。

消防處的輔助醫療服務由九十年代至今經歷不少改變，如 1992 年自加拿大引入**二級急救醫療助理**（EMA II）的課程、由 1995 年全港只有約 20 架的 EMA II 救護車到 2005 年所有救護車均為 EMA II 救護車等。自 2021 年起，FMA 系統逐步更新至輔助醫療系統，主要由急症科醫生兼職醫學顧問（下稱醫務總監），提供輔助醫療的發展策略，制訂切合香港獨特環境的輔助醫療程序和技術。在消防及救護學院完成基礎訓練的救護人員可為病人提供基本護理，他們的訓練包括使用心臟去顫器及基本維生技巧。完成**輔助醫療專業文憑課程**的救護員則可為病人提供更全面及高水平的院前護理，他們的訓練包括靜脈輸液及特定藥物的使用。而**輔助醫療高級技術綜合課程**則為病人提供更進階的護理，他們的訓練包括插管法的知識和技巧，以及更全面的心臟病管理。

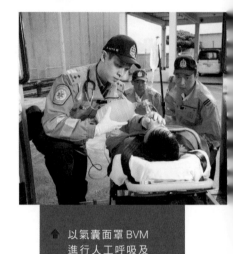

以氣囊面罩 BVM 進行人工呼吸及靜脈輸液。

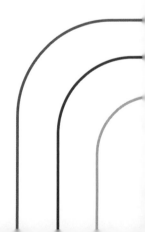

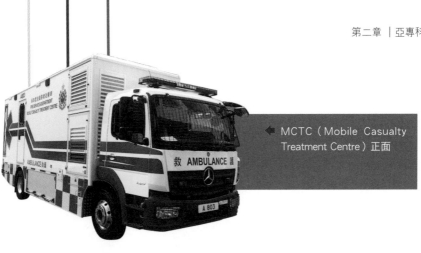

MCTC（Mobile Casualty Treatment Centre）正面

香港警務處、香港聖約翰救傷隊和醫療輔助隊：災難或意外事故的救援工作

香港警務處行動處的特別任務連 SDU（Special Duties Unit，綽號飛虎隊）設有**醫療支援隊** MST（Medical Support Team），主要職責為在行動現場甚至災難中提供急救及緊急醫療服務。除警務處會提供緊急醫療服務外，香港聖約翰救傷隊和醫療輔助隊也是提供緊急醫療服務的一分子。香港聖約翰救傷隊現時採用美國的緊急醫療技術員 EMT 為參考標準，緊急救護車服務的所有全職救護員皆接受過救護訓練，當中部分成員具有 EMT I 技術水平，救傷隊更於 2000 年成立**特遣隊** STF（Special Task Force）。此外，醫療輔助隊亦有其應急特遣隊，負責大型災難或意外事故的救援工作。2003 年香港爆發沙士期間，及至新冠肺炎疫情，香港聖約翰救傷隊及醫療輔助隊兩支隊伍皆有投入抗疫工作，為不同醫院的疑似個案病人提供轉院服務，並為衛生處及消防處提供後勤支援。

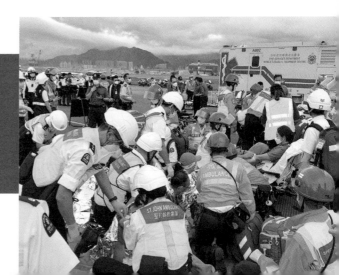

聖約翰救傷隊與消防處救護員於機場演習，背後車輛為消防處流動傷者治療車 MCTC（Mobile Casualty Treatment Centre）。

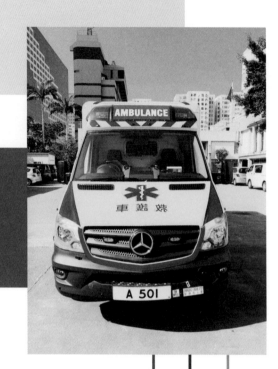

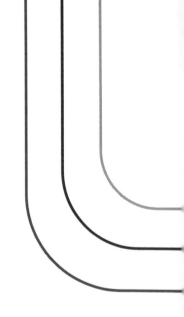

➡ 近年救護車逐漸由白色車身外觀改為黃色車身，讓其他道路使用者更易察覺救護車的駛近，很多國家的緊急車輛均已採用。

救生員及急救員：
提供專業資格認可的急救服務

香港拯溺總會（The Hong Kong Life Saving Society）是香港唯一認可的拯溺考試機構。在急救員方面，香港特區政府勞工處承認香港消防處、香港聖約翰救護機構、**香港紅十字會**、**職業安全健康局**及醫療輔助隊等機構頒授的急救證書。

輔助醫療化：提升危急病患存活率

全面推行的輔助醫療服務與救護運送傷病者的服務有很大的分別，**輔助醫療全面化**的目的是提升危急傷病者的存活率。救護車上有不同藥物及儀器幫助緊急傷病者，為危急傷病者提供更進階的醫療處理。現時，消防處救護員會依據預先訂立的醫療流程和使用不同藥物及儀器為緊急傷病者進行治理，以下為一些例子。

便攜式超聲波掃描器快速評估病人的腹腔及盆腔有否出現內出血。

骨內注射器能將導管鑽入骨髓，為靜脈注射以外另一種提供藥物的途徑，尤其是用於為心臟停頓的病人注射腎上腺素。

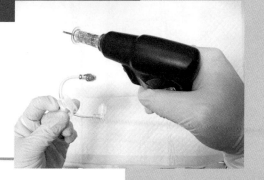

鼻內用藥時，氣霧化的藥物能被鼻腔內壁黏膜下的微絲血管迅速吸收以達致藥效。現時院前急救常以這一方式給予抗抽搐藥物。

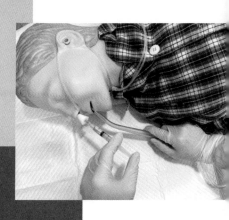

為盡快救治危急病患，消防處承諾救護車在接到緊
急救護召喚後 12 分鐘內抵達現場。在 2022 年 2
至 3 月期間，2019 冠狀病毒病第五波疫情嚴峻，
救護服務面對巨大壓力，消防處於 2022 年 3 月更
錄得單日處理最多「緊急救護召喚」個案宗數超過
2,770 宗。此外，救護員亦為確診和懷疑確診患者
提供緊急救護服務，並負責把他們的相關密切接觸
者送往醫院／隔離設施。

我們都是提供救護服務的一份子

調派後指引 Post-dispatch Advice（PDA）：
「保持在線聽指引、跟住做就救到人」

消防處自 2011 年起，為 6 種常見傷病情況（即流
血、燒傷、手腳骨折或脫臼、抽搐、中暑和低溫症）
向緊急救護服務召喚者提供**調派後指引**，讓傷病者
在救護人員到場前及早得到適當護理。為進一步加
強緊急救護服務，消防處於 2018 年引進新電腦系
統，協助提供調派後指引。新系統應用的發問指引
軟件獲國際認可，而當中提供的指引類別亦有所增
加，涵蓋創傷、哽塞、昏迷／暈倒、妊娠、心跳或
呼吸驟停等超過 30 種傷病情況。為確保調派後指
引服務的質素，消防通訊中心人員必須接受專門培
訓，並持有有效緊急醫療調派員證書，方可按照國
際緊急調派研究院的治理程序提供指引。縱然召喚
者未必具有急救知識，但在調派員的指引下，都能

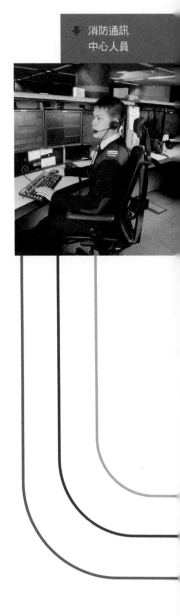

消防通訊
中心人員

夠在黃金時間為傷病者施行適當的急救，穩定傷病者情況，避免傷勢或病情惡化，提高存活機會。而調派員亦會紓緩傷病者和召喚者的緊張和憂慮。此外，消防通訊中心人員亦可以將傷病者資料，透過流動數據終端機，發送給前往現場的救援人員，讓他們及早做好準備，提供最適當判斷和治療。

生命支持：「做咗唔一定得，唔做就一定唔得」

消防處為公眾人士免費提供的心肺復蘇法及自動心臟除顫器課程「擊活人心」。此外，香港聖約翰救護機構、香港紅十字會及醫療輔助隊等的急救訓練機構皆有舉辦受認證的 CPR & AED 課程。

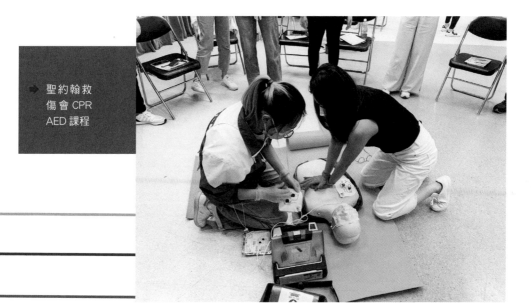

➡️ 聖約翰救傷會 CPR AED 課程

醫療小知識

制服隊伍及義工急救隊

現時社會急救服務的需求日漸增長，不少活動都需要受過專業訓練的急救員或醫護人員在場待命。香港聖約翰救傷隊、醫療輔助隊、香港紅十字會及十多間私人機構均設有免費或收費急救服務。

聖約翰救傷隊常為賽馬、大型體育競技活動（例如國際七人欖球賽、本地足球賽事、各種越野賽等）、其他大型活動或人群聚集的場合，提供義務駐場急救或醫療當值及救護車服務。

醫療輔助隊為每年的渣打馬拉松提供沿途駐場急救服務。

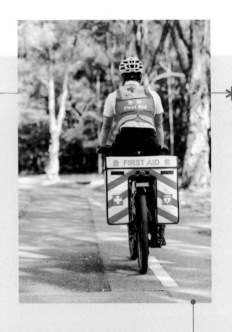

香港紅十字會急救單車

香港紅十字會急救隊 FARU（First Aid Response Unit）亦有提供社區實務急救訓練，期望能鼓勵更多人願意伸出援手。會方會就工作特殊性或活動環境提供相應的持續訓練及安全建議。他們亦會主動接觸活動危險性高的團體，如滑板學校等提供訓練，以擴大社區保障範圍。

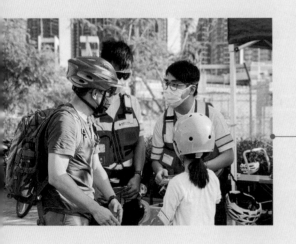

香港紅十字會急救隊 FARU

香港大部分青少年制服團體 UG（Uniform Groups）皆有提供急救技能訓練。香港聖約翰救傷隊、醫療輔助隊及香港紅十字會皆設有青少年制服隊伍，傳承「救急扶危、服務人群」的精神。

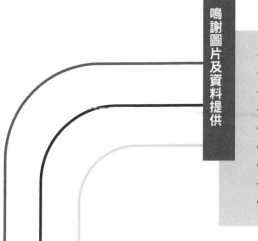

鳴謝圖片及資料提供

- 消防處救護總區
- 香港聖約翰救護機構
- 醫療輔助隊
- 香港紅十字會
- 香港鐵路有限公司（港鐵公司）
- 鍾展鴻醫生
- 蕭粵中醫生
- 溫光安醫生
- 劉卓明先生（香港中文大學內外全科醫學士五年級）

十年磨礪，香港災難醫學救援的演變

林建群醫生

急症科顧問醫生，香港兩所醫學院名譽臨床副教授，香港心肺復蘇委員會會長，醫療輔助隊副總監，聖約翰救護隊助理總監，香港急症醫學院院前醫學小組委員會前主席，中國醫學救援協會災害救援分會副會長，香港災難醫療學會主席。

2008 年西貢旅遊巴士
嚴重交通意外

2008 年 5 月 1 日早上，我在基督教聯合醫院的急症室當值時，收到消防處消防控制中心的通知，新西貢公路南邊圍迴旋處發生嚴重交通意外 [1]。從新聞報道中得悉整架旅遊巴士落「長命斜」後翻側在隔音屏障旁，有大量乘客被困於車頂內，將有大量傷者送來醫院。

涉事旅遊巴士是五十鈴 LT132P 型單層旅遊巴士，事故一共造成 19 死 43 傷。有 14 名乘客證實當場死亡，另外 4 人送往醫院搶救後不治，另一名女傷者則留醫 4 日後死亡，大量傷者被送往 8 間醫院救治。醫院管理局則啟動**緊急應變程序**，接近事發現場的將軍澳醫院立刻派出**醫療指揮官**，而同聯網的聯合醫院則派出緊**急醫療隊**到現場支援和搶救傷者。由於現場傷亡慘重，有十多具死者遺體，即使是有經驗和受過災難現場處理訓練的急症室醫生也深深地感受到場面的血腥和恐怖。在五月炎熱的太陽下，醫療隊的醫生和護士一方面要為重傷者進行緊急治療，一方面要證實大量傷者死亡，回到急症室時已經身心疲累。當天聯合醫院共處理了 12 名車禍傷者，其中 3 名危殆，4 名嚴重，5 名病況穩定。

註釋

[1] 香港神慈秀明會 61 名教友於 2008 年 5 月 1 日乘旅遊巴往西貢舉行月祭，旅巴司機無視車上警示燈長鳴、傳出燒焦味及乘客和其他駕駛者的警告，不斷在西貢公路落斜路段超速及切線，終撞向燈柱後翻側再劖向隔音屏，造成 19 死 43 傷意外。

2018 年大埔雙層巴士翻側事故

2018 年 2 月 10 日下午，我在聯合醫院的急症室當值。由新聞得知，大埔道有雙層巴士發生嚴重交通意外。涉事巴士為特別路線 872 號，載滿由沙田馬場開往大埔中心的馬迷。電視新聞報道巴士因高速行駛導致在大埔尾巴士站翻側，有大量死傷者。

肇事巴士是富豪超奧林比安 12 米巴士，一共造成 19 人死 66 傷。有 18 名乘客證實當場死亡，另外 1 名傷者留醫當晚死亡。大量傷者被送往 12 間醫院救治。醫院管理局啟動緊急應變程序搶救傷者，大埔那打素醫院及威爾斯親王醫院則派出兩隊流動醫療隊到場。傷者分別被送往 12 間醫院救治，事發地點附近的威院接收了 15 名傷者，而那打素醫院則接收了 13 名，其餘則被送往其他 10 家位於新界及九龍有急症室的醫院。當日聯合醫院接收 1 名危殆病人，1 名傷勢嚴重的病人和 3 名傷勢穩定的病人。由於送來的傷者不多，急症室很快處理了所有的個案。

運籌帷幄之中，決勝千里之外

重大的災難往往造成大規模傷亡，令醫療服務需求短時間內突然顯著增加。當醫療服務的需求超出機構的服務能力，就會對病人服務造成影響。災害管理的關鍵包括：「溝通」，即在各方之間尋求和共享信息；「協調」，聯絡其他相關機構行動；「控制」，部署和利用資源；「指揮」，負責適當的應對。

醫管局與香港特區政府各建立了**三層應急反應系統**，會根據風險評估啟動不同級別的指揮和反應。醫管局總部**重大事件指揮中心**與消防處、接收醫院、保安局和衛生署保持良好的溝通和聯絡。消防處的救護車會根據大型傷病者事故預設的配額和救護車服務區域，將傷者運送急症室，以免超出接收個別醫院的處理能力。治療和轉移病情較重的受害者優先於輕傷的受害者。醫院應急計劃啟動後，負責人員會評估醫院整體情況，特別是床位和人力狀況，確保所有參與災難應變的各方都得到通知並做好準備。

2022 年 9 月實施「**大量傷者事故檢傷分流系統**」，用新開發的手機程式，實時上載傷者資料至雲端資料庫，供現場指揮人員、調派及通訊組、醫管局和其他相關政府部門共同閱覽傷者人數和情況，傳遞傷者情況和資訊準確、省時，提升搶救效率。

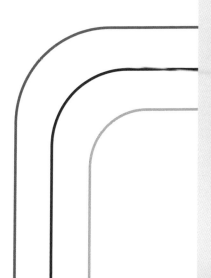

醫療小知識

災難現場醫療支援：醫院網絡制度

為加強救災和後援的合作，醫管局的急症醫院聯合起來，形成處理災害患者的網絡。服務區域內的急症室聯合組成「醫院網絡」，在發生大型創傷事件時互相提供支援。如果在急症醫院的服務區內發生重大災難，相關醫院急症室將負責調度第一支醫療隊，而區域網絡內的其他醫院將負責派出醫療指揮官和必要時第二隊醫療隊。醫院網絡的運作例子是這樣的：2008 年西貢巴士事故，發生在將軍澳醫院的服務區，將軍澳醫院派出第一支醫療隊，聯合醫院派遣醫療指揮官。2018 年大埔巴士車禍，災難現場發生在大埔那打素醫院的服務區，大埔那打素醫院派出第一支醫療隊，威爾斯親王醫院派遣醫療指揮官。

檢傷分類，拯救最多生命

拿破崙的軍醫是第一位提出在大量傷亡現場進行檢傷分類的學者。面對重大事故時，篩選可以將大量傷者分為不同等級，按傷勢的輕重緩急展開現場醫療急救和順序運送。

現在香港採用的是 START（Simple Triage And Rapid Treatment）**檢傷分類法**[2]，此法適用於災難現場短時間內有大量傷亡者要處理的初步檢傷，由最先到達的醫療人員對傷病者進行快捷辨別及分類。START 分為四個步驟：第一步，呼喚可以步行的傷者步行到指定地點，並系上綠色牌子，此類病人相對穩定，因此被評定優先次序為第三級。第二步，對餘下的傷者評估呼吸：開放氣道後仍然沒有自主呼吸的會被評定為死亡，掛上黑色

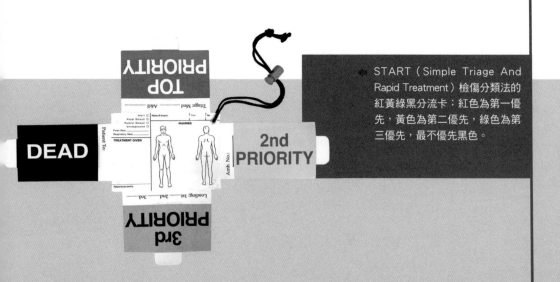

START（Simple Triage And Rapid Treatment）檢傷分類法的紅黃綠黑分流卡：紅色為第一優先，黃色為第二優先，綠色為第三優先，最不優先黑色。

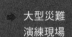

大型災難
演練現場

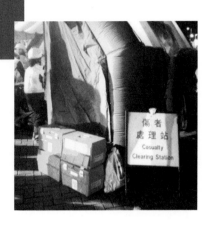

註釋

2 簡單分診和快速處理
（S.T.A.R.T. Simple Triage And
Rapid Treatment）是緊急
救護人員或者接受過一般訓
練的非醫務人士使用的簡單
分診系統。該系統不具超越
醫護專業人士指令的權威。
2003 年加州地震中，緊急救
護人員發明並使用了本系統。

牌子；呼吸頻率超過每分鐘 30 次屬於危重傷者，會被系
上紅色牌，為第一優先需要急救。如果呼吸為每分鐘少於
30 次，便需要進入第三步評估。第三步評估血液循環：甲
床毛細血管充盈時間超過了 2 秒的，系上紅色牌子，亦為
第一優先。充盈時間少於 2 秒的，進入第四步評估。第四
步評估意識：為不能聽從指令的傷者掛上紅色牌子，此類
傷者亦為第一優先，而可聽從簡單指令者掛上黃色牌子，
為第二優先。

「更新傷亡轉移預設配額」
把災難傷害降至最低

2008 年西貢車禍發生時，消防處和醫管局沿用的「**既定
傷亡轉移預設配額**」是大型醫院接收 4 個紅色個案加 16
個黃色或者綠色個案；地區醫院則接收 2 個紅色和 8 個黃
色或綠色個案。

筆者在 2016 年領導醫院管理局院前醫療小組委員會，推
動「**更新傷亡轉移預設配額**」。審視過去 10 多年重大事故
的轉送急症室數據，並用「更新版」做模擬桌面演練。

2018 年大埔車禍，消防處和醫管局採用「更新傷亡轉移預設配額」，18 名紅色的危重患者由於分派合理而得到適切的治療。大型醫院包括威爾斯親王醫院，瑪嘉烈醫院，伊利沙伯醫院，聯合醫院，廣華醫院和屯門醫院各接收了 2 名掛紅色牌的第一優先病人。因為只是 2 名嚴重創傷患者，所以大型醫院有足夠的醫護去搶救。地區醫院那打素醫院，仁濟醫院，北區醫院，明愛醫院，博愛醫院，將軍澳醫院各接收了 1 名掛紅色牌的病人，他們同樣也有足夠醫護去搶救 1 名嚴重傷者。43 名第二優先和第三優先傷者的分派亦都合適，附近的威爾斯親王醫院接收 13 名，那打素醫院接受 12 名，其他醫院包括仁濟醫院、瑪嘉烈醫院、伊利沙伯醫院、聯合醫院、廣華醫院、明愛醫院、博愛醫院接收 1 至 4 名不等。

因此，這個「更新傷亡轉移預設配額」模式在 2018 年的大埔車禍的處理中發揮了巨大的作用，將傷者送去最適合的醫院處理，避免令最接近現場的急症室超出負荷，同時令到危重和病況穩定病人都得到適切的搶救和治療。由於參與的急症室多了，每間急症室分擔了工作量，即使是 85 人死傷的交通意外，也可以處理得很順暢，很有效率。

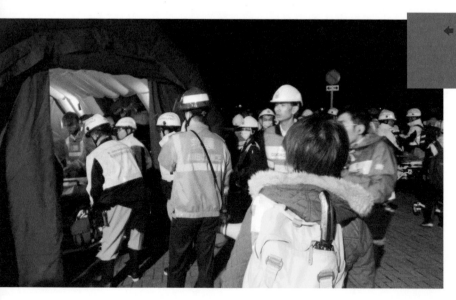

◀ 大型災難
演練現場

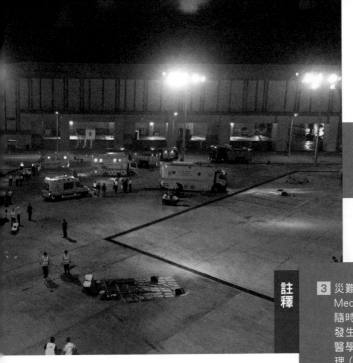

◀ 大型災難
演練現場

註
釋

3 災難醫學即緊急醫療準備（Emergency
Medical Preparedness），整個醫療體系
隨時都處於準備就緒的狀態，一有災害
發生便能即時應變。從內容來說，災難
醫學是把「現代醫學」與「緊急應變管
理（Emergency Management）」做結合。
值得注意的是，災難醫學並不只有災難發
生時的緊急醫療，而是一套從災前減災、
準備、緊急應變到災後復原重建的完整
體系。

十年間成長起來的香港災難醫學

由 2008 年 19 死 43 傷的西貢旅遊巴士意外至 2018 年 19
死 66 傷的大埔雙層巴士翻側事故，我感受到相隔 10 年香港
災難醫學 ³ 救援的進步。這 10 年來在災難事故處理方面的溝
通、協調、控制、指揮都有明顯的進步，做到「運籌帷幄，決
勝千里」。前線人員在大型傷亡事件中做好「檢傷分類」，優
先治療和轉移病情較重的傷者，則可以搶救最多的生命。這
個處理大型災難事故「更新傷亡轉移預設配額」得到各方的
共識，最終在 2017 年得以順利推行，並在 2018 年造成 19
死 66 傷的大型交通事故傷害事件的醫學救援中發揮作用，令
重傷者和輕傷者都得到適切的搶救和治療，拯救了寶貴的生
命，彰顯香港擁有優良的災難醫學救援體系！

冠軍騎師的守望者

香港賽馬會
首席醫療主任團隊

胡詠儀醫生、朱灝章醫生、袁柏
泉醫生及何文錦醫生皆是香港賽
馬會首席醫療主任。首席醫療主
任除了於試閘及賽馬日為騎師提
供即時醫療支援外，亦會就受傷
騎師的復康安排、意外後的心理
評估、騎師年度體格和心理健康
檢查，甚至騎師家人的醫療需要
提供專業的協助。

2021 年 12 月 12 日沙田馬場舉行國際短途錦標賽期間發生罕見的連環墮馬意外。正當各賽駒在騎師催策下疾奔終點，一匹領馬卻在最後彎位突然失蹄，鞍上騎師首當其衝被拋出倒地，混亂間更被尾隨的馬匹壓過，導致盆骨骨折，情況一度嚴重。隨後三名本地及海外騎師亦受波及相繼墜馬，其中兩人需送院治理。幸虧一眾受傷騎師經治療後迅速康復出院，並配合術後復康護理得以於同季復賽。

香港賽馬史上大型墮馬意外雖然並不常見，但自 1846 年跑馬地馬場落成啟用後，有紀錄因墮馬身亡的本地及海外騎師、見習騎師、練馬師和策騎人員等也達 12 人。即使他們具有豐富的策騎經驗，但由於輕磅對出賽有利，不少騎師長期維持在標準體重以下，部分更有早期骨質疏鬆傾向。即使有頭盔及護甲保護，如不幸墮馬又閃避不及，被馬匹踢中要害甚或被壓，往往後果堪虞。兩位見習騎師簡慧榆和鄭昌達分別於 1999 及 2000 年因墮馬身亡[1]，事發時兩人年僅 20 歲，風華正茂，他們的意外讓馬圈內外甚至全港市民無不黯然。

賽馬日醫療團隊：臨場救援合作無間

本港所有大型運動項目包括賽馬，皆有醫療團隊站崗現場。賽馬日除了公立醫院急症、麻醉科醫護和聖約翰救傷隊駐守外，由香港賽馬會（下簡稱馬會）聘請的首席醫療主任（一般為私營急症專科顧問醫生）也會參與其中，為受傷騎師提供即場緊急醫療支援。

註釋

[1] 1999 年 3 月 21 日，女見習騎師簡慧榆於沙田馬場為「漢廷之寶」出賽時墮馬，當日不治，終年 20 歲。2000 年 9 月 23 日，見習騎師鄭昌達於沙田馬場為「如我所願」出賽時墮馬，9 月 26 日不治，終年 20 歲。

經歷無數大小型賽事的洗禮，賽馬日醫療團隊愈見規模，緊急應變及善後安排亦趨全面。來自公立醫院的醫護及聖約翰救傷隊會兵分兩路，一組於亮馬圈（沙圈）及閘前候命，另一組則乘坐救護車尾隨馬匹前進，直至賽事結束。馬會的護理人員則協助**首席醫療主任**擔任臨場救援指揮，並與賽事決策人員（賽馬事務執行總監及其下的賽馬日營運、跑道及賽馬設施部）保持緊密聯繫。首席醫療主任有責任於事故發生後準確掌握受傷騎師狀況及救援進度，千鈞一髮間需向賽事決策人員提供專業醫療評估，以便他們作出果斷的決定，包括是否中止餘下賽事及適切回應傳媒查詢等。

賽馬日醫療團隊根據 PHTLS 指引分流受傷騎師。若傷者清醒仍有意識，傷勢輕微又可自行移動，並經團隊初步臨床評估確認沒有氣道阻塞、不正常出血；胸腹、脊髓或骨盆

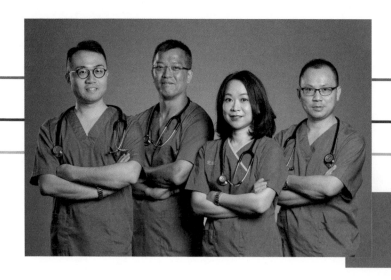

香港賽馬會首席
醫療主任團隊

確定現場人員及環境安全

↓

醫院管理局的醫療團隊會為受傷
騎師進行評估，並決定是否需要
消防處增援

↓

院前創傷生命救援術
Prehospital Trauma Life Support
（簡稱 PHTLS[2]）指引

騎師意識
清醒及可
移動軀幹
及四肢

是 → 將騎師移送至安
全環境繼續治療

否 → 現場處理及治療

→
· 檢查有否氣道阻塞、呼吸困難、不正常出血或
· 明顯胸、腹、脊椎或盤骨受傷或
· 主骨骨折、主關節脫臼或
· 出現任何需要全面評估或密切監測的臨床表徵

沒有 ↓　　　　　　　　　　　↓ 有

註釋

2 PHTLS 是由院後高級創
傷生命救援術 Advanced
Trauma Life Support
（簡稱 ATLS）演變而
來。美國機構 National
Association of Emergency
Medical Technicians（簡
稱 NAMET）教育之父 Dr.
Norman 提出，在 ATLS
訓練的過程，假若創傷患
者送院前能得到較佳的醫
療處理，再進行 ATLS 就
能讓救護水準大幅提升，
並提高救護質量同時降低
死亡率，亦是 PHTLS 的
由來，證明了兩者關係是
相輔相成，缺一不可。

將受傷騎師移至醫療室繼續治療

↓

治療後可繼續作賽

不可 ↓　　　　　　　↓ 可

與首席醫療主任商
議是否適合讓患者
轉送私家醫院繼續
餘下的跟進及治療

首席醫療主
任為騎師評
估是否適合
繼續作賽

安排緊急醫療
護送往就近公
立醫院急症室

↓

抵達公立醫院
並將騎師轉交
醫院團隊前，
以電話通知首
席醫療主任患
者當刻的狀況

↓　　　　　　　↓　　　　　　　↓

· 首席醫療主任向賽馬事務執行總監彙報
· 口頭彙報
· 撰寫書面報告

受傷、骨折、移位、或需要密切監測等,便會送往設於場內幾可媲美急症室
的醫療室跟進。否則,會視乎情況由醫生或護士陪同前往醫院管理局院轄下
的公立醫院檢查及治理。部分需要送院但傷勢較穩定的騎師,在公立醫院完
成基本檢查後,或會要求轉往私營醫院繼續餘下的治療。首席醫療主任屆時
會協助統籌轉院流程、安排醫療運送(medical escort),並沿途監察病況。
有別公立醫院醫護及聖約翰救傷人員,首席醫療主任所提供的醫療支援不止於
試閘及賽馬當日。受傷騎師的復康安排、意外後的心理評估、騎師年度體格和
心理健康檢查,甚至騎師家人的醫療需要,首席醫療主任團隊均會予以協助。

新型冠狀疫情期間馬會因應「**賽馬防護泡**」而制定的各項特別營運舉措,包括
為賽事有關人員進行「每日一檢(核酸檢測)」、安排「線上疫苗講座」解答
疫苗注射的相關疑慮,及派遣「新冠疫苗外展隊」為人員進行接種等,皆由首
席醫療主任提供意見及協助籌劃。

醫療小知識

熱衰竭

中暑 / 熱衰竭屬於「熱疾病」(heat-related illness),泛指因高溫及炎熱環境引起體
溫調節功能紊亂的臨床症候群。當體溫上升時,身體會自然地作出一些生理調節來降
低體溫,例如增加排汗和呼吸次數。但當環境溫度過高,令這些生理調節不能有效地
控制體溫時,便會產生一連串中暑症狀,由初期大量排汗、口渴、頭暈、四肢無力至
嚴重程度的痙攣或昏迷等。若不及時替中暑騎師降溫及進行急救,便會有生命危險。

輕微中暑騎師可處方靜脈滴注鹽水補充水及鹽分,並安排抽血檢查以監察電解質水
平和腎功能,在接受治療和休息之後騎師情況皆會有明顯改善。假若在送抵急症
室後已經陷入昏迷狀態,或需採用高級心臟生命支援術(Advanced Cardiac Life
Support,ACLS)進行治療。繼續 BLS[3] 的同時,也會應用輔助設備和特殊技術(如
心電監察、除顫器、輔助呼吸和藥物等)建立與維持更有效的通氣和血液循環。

註釋

3 Basic Life Support 指的是包括徒手心肺復蘇及自動體外除顫器等在內的基本急救技術。

醫療小知識

盆腔固定器（Pelvic Binder）

盆腔固定器為盆骨骨折患者的盆骨提供壓力並使其固定。固定骨折受傷部位可有效避免骨折進一步惡化，特別是盆骨骨折，同時可減低骨折引起的痛楚和出血情況；否則胡亂移動可能會引致大量內出血。當醫護和救護員現場判斷傷者懷疑盆骨骨折時，就會以盆腔固定器，有效固定盆骨後再進一步處理傷者。

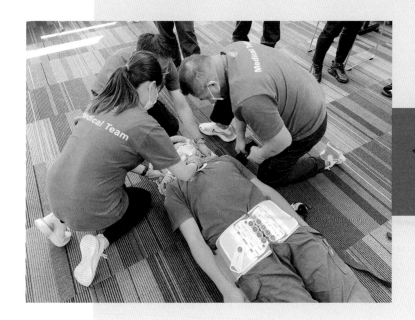

盆腔固定器為盆骨骨折患者的盆骨提供壓力並使其固定。

台下十年功 ——
災難醫學與救援演習

災難醫學是一門應付災難的醫療技術學問，要各個救援和醫療機構在大型災難發生時互相配合，快速及有效地處理和照料大量的傷者。當遇到有多名傷者時，醫護人員需要按其傷勢的嚴重性來分類並作出先後處理。主管醫生會負責整個醫療統籌的工作，包括如何調派醫療人員，是否需要醫生額外增援，有何種醫療器材和藥物需要補充等，也需與接收醫院保持緊密聯絡。一套有系統而規範化的傷者評估方法，可以短時間內有效地找出傷者的傷勢及致命情況，從而進行適當的救治。

醫療人員需考取基本心肺復蘇及創傷處理證書外，出席**年度救援演習**更是必不可少。模擬救援演習動員龐大，參與單位包括來自公立醫院的醫護、聖約翰救傷隊、首席醫療主任及馬會跨部門支援人員近 50 人。定期演習不但可增進團隊間的默契，更有助提升各單位指揮控制、溝通調配、分流及評估傷者等臨場應變能力，讓救援流程更臻完善，確保傷者獲得即時並適切的院前護理。

醫療小知識

初步評估助記術

初步評估是要確定傷者有否即時的生命危險，其範圍可用如下的助記術「ABCDE」：

A for Airway
確保氣道暢通及保護頸椎（提頜法／改良推頜法）

B for Breathing
維持呼吸

C for Circulation
確保血液循環，防止嚴重出血情況

D for Disability
清醒程度（對聲音及痛楚的反應）

E for Exposure
即快速檢查身體，作全身外傷的評估，經以上評估後，發現情況不穩定的傷者，將會安排第一時間送院治療。

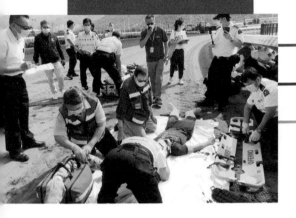

年度馬場救援演習現場

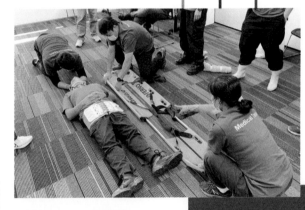

救援演習檢討及彙報

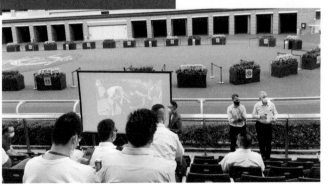

馬會醫護團隊定期
舉行模擬演習，以
便迅速應對任何突
發事件。圖為脊椎
固定法演練。

新冠肺炎攻防戰

賽馬對港人來説不只是體育活動和博彩娛樂。自 1955 年起馬會每年從盈餘中悉數撥捐慈善及公益項目，至 1959 年更設立香港賽馬會（慈善）有限公司，專責管理捐款事務。在過去 10 年，馬會的年均捐款達 40 億港元，讓不少本地慈善團體及弱勢社群得以受惠。即使在新型冠狀病毒疫情陰霾籠罩下，因得到一眾「為善不甘後人」的馬迷球迷鼎力支持，馬會 2020/21 年的投注額仍錄得 2,797 億的新高，回饋税款達 294 億元，令馬會繼續成為本港最大的單一納税機構。

面對一波又一波新冠疫情及瞬息萬變的公共衛生挑戰，香港特區政府數度宣佈加強措施嚴控聚眾：包括限聚禁堂食、暫停非必要公共服務、安排公務員留家工作、全面關閉主題公園等，而賽馬投注亦因配合防疫曾一度暫停。本地娛樂、康樂、體育活動幾乎全面停頓，馬迷們曾擔心「馬照跑」不再。

為了讓大型國際賽事如期舉行，馬會於 2020 年徵得特區政府同意，實施「賽馬防護泡」[4]，讓海外賽駒的練馬師、騎師和隨行工作人員在不對特區政府防疫工作帶來額外壓力下入境作賽。參與「賽馬防護泡」的訪港人員須在抵達香港前 21 天完成接種兩劑認

可的新冠疫苗，並於預定登機來港 7 天及 48 小時前提供兩次陰性核酸檢測結果，而訪港人員只能乘搭由馬會安排的私人飛機抵港。在短暫留港作賽期間，人員須需每天進行核酸檢測（鼻腔和咽喉合併拭子），檢測結果要先交由馬會會首席醫療主任評核再呈交民政事務局。所有人員除操練馬匹及出賽外，嚴禁離開酒店，即使賽事研訊也需在指定地方並透過視像會議進行。比賽當日，馬會設有特定通道及專用房間供海外人員使用，留港全程採用「閉環式」管理，與本地人員及在場公眾完全分隔。

新冠疫情第五波過去，第六波仍在蘊釀中的今天，雖然現場及場外投注皆受到一定影響，但至今暫未有賽事因新型冠狀疫情而影響或取消。馬會雄厚資源和出色的應變能力固然毋容置疑，一直站在前沿的急症科醫生也實在功不可沒。

註釋

4 「賽馬防護泡」的概念，簡單來說是馬會確保每項活動均不應對馬迷和顧客健康帶來風險。如在浪琴表香港國際賽前，多匹海外賽駒抵港後要抽血、通過病毒檢測後亦要與本地馬匹分隔開。海外騎師抵港後會直接前往指定住所，接受特別隔離檢疫安排，及乘坐指定交通往返馬場操練，確保防護泡內的人、馬免受疫情影響。

足球心不死

郭永康醫生

急症科專科醫生。自嘲被醫學耽
誤的運動員，惜身體只有運動神
經元，卻無運動細胞。行醫後專
注運動醫學，加入運動醫學小組
委員會，亦是香港運動醫學及科
學學會理事會成員。熱愛戶外及
水上運動，尤其是潛水，一直希
望將興趣融入工作。

2021 年 6 月 12 日在丹麥首都哥本哈根的拍肯球場（Parken Stadium）內，正在舉行一場足球賽事。這比賽早應該在一年前進行，但因新冠病毒肆虐全球，推延至此時才舉行。這是歐國盃 2020 決賽周的分組賽——丹麥對芬蘭。

賽事到上半場後段，司職丹麥隊進攻中場的艾歷臣（C.Eriksen）在迎接一個界外球時突然昏迷倒下，不省人事。在旁不遠的隊友及對方球員發現後大聲呼叫，球證隨即暫停比賽，場邊的醫療人員亦飛奔進入場內，作出急救。

事發突然，場內的球員有的茫然，有的悲愴。觀眾席上 3 萬多的群眾的被突如其來的事故弄得啞口無言，忐忑不安，與世界各地同時看直播的觀眾一樣，懷着戰戰兢兢的心情，靜看事情發展。

艾歷臣命懸一線，這一線亦牽引着全球數億觀眾的情緒……

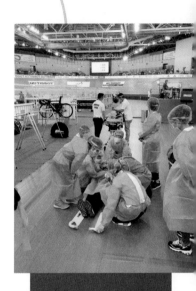

激烈的賽事需要場邊醫療人員的駐守以確保運動員的安全。

運動醫學：與心臟息息相關

運動心臟停頓（Sudden Cardiac Arrest）及**心源性猝死**（Sudden Cardiac Death）一直都是**運動醫學**上一門重要課題。在公元前 460 年，希臘傳訊兵菲迪皮德斯（Pheidippides）由馬拉松平原一口氣跑了 22 英里，返回雅典宣佈希臘軍隊戰勝波斯大軍之後氣絕身亡，可以說是首次有文獻記錄運動心源性猝死。

雖然歷史悠久，但至今仍沒有一個有系統的大型記錄，找出心臟停頓病發率與運動員性別、年齡、種族及不同運動等因素的相關聯繫。美國有研究指出，在該國高中運動（主要是籃球和美式足球），每 20 萬名運動員中約有 1 人死於心臟停頓。鑑於數據收集和案例監察的方法都極為有限，因此這個數字低估了問題的嚴重性。

另一份在意大利進行的調查，考證了 269 個心源性猝死的個案，當中有 49 人是運動員，220 名非運動員。這意味着每 10 萬人當中，運動員的猝死比率為 1.6，平常人則為 0.8，即是運動員的猝死率高出普通人一倍。最近一項由國際足協成員協會所進行的非正式調查顯示，在過去 10 年中，平均每個月就有一名足球員發生心臟停頓，當中男性和非洲裔運動員的猝死風險較高。

香港亦曾做了一項統計，發現在 2002 至 2016 年這 15 年間，參與馬拉松比賽運動員的心臟停頓病發率為每 10 萬人有 1.3 例，死亡率則為每 10 萬人 0.4 例，當中冠心病、**冠狀動脈畸形**和**心室顫動**是心臟停頓的最常見原因。

心臟停頓的病理成因，成年人（年齡大於 35 歲）的主因是冠心病（高達 60%）。成因是供應心臟血流的冠狀動脈，因脂肪逐漸堆積而導致血管變窄或完全阻塞不通，影響心臟的血流，導致心肌

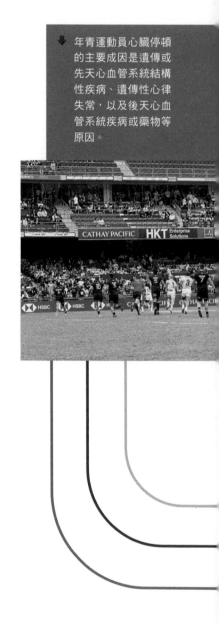

年青運動員心臟停頓的主要成因是遺傳或先天心血管系統結構性疾病、遺傳性心律失常，以及後天心血管系統疾病或藥物等原因。

缺氧而壞死，引發心絞痛，心肌梗塞，甚至猝死。年青運動員心臟停頓的主要成因是遺傳或先天心血管系統結構性疾病、遺傳性心律失常，以及後天心血管系統疾病或藥物等原因。

肥厚型心肌病
Hypertrophic Cardiomyopathy（HCM）

歐美研究顯示，**肥厚型心肌病**（HCM）是心臟停頓最常見原因。它是一種相對常見的遺傳性心臟病，在一般人群中的發病率約為 1：500，並似乎在男性和非洲裔中較為常見。患者心臟肌肉肥大，尤其是左心室。左心室會因此受到阻塞而影響心臟輸出，肥大的心肌亦會引發心律失常。患者會有反覆暈厥的經歷，或心室性心搏過速，甚至有心臟停頓的經驗。家族成員裏可能會有年青心臟病或無故早死的病史。超過 90% 的 HCM 可以從心電圖中診斷出來，而心臟超聲波能進一步顯示異樣的心室情況。

一般來說，一旦被診斷出患有 HCM，運動員就不能參加競技性比賽及高體能要求的運動。有些運動員需要安裝**植入式除顫器**（Implantable Cardiovertor-Debrillator，簡稱 ICD）[1]，用作治療致命的心律失常。

註釋

[1] 植入式除顫器是由脈衝產生器和用以連接脈衝產生器和心臟的電極線所組成。一旦發現心室心律不正，除顫器便會自動以內部程式或去顫以作糾正。

心律失常性右心室心肌病
Arrthymogenic Right Ventricularcardiomyopathy（ARVC）

心律失常性右心室心肌病（ARVC）[2] 是意大利東北部威尼托（Veneto）地區心源性猝死的主要原因（高達24%）。它的特徵是右心室心肌慢慢的被纖維脂肪替代，導致心壁變薄和心室擴張。它是一種遺傳病，臨床症狀通常是致命的心律失常，又或是慢性心力衰竭。

患者會有明顯的家族病史、運動誘發的心悸、近乎暈厥或昏迷的病歷。在檢查方面，心電圖能夠顯示特定的波段變化，而心臟超聲波亦能提供明確診斷。

近年有越來越多的運動員被診斷出患有 ARVC，他們大多數會被勸止參與競技運動。雖然藥物治療可以控制室性心律失常，但只有安裝植入式除顫器（ICD）才可以顯著降低猝死的風險。

註釋

[2] ARVC 屬常染色體顯性遺傳病，主要與心肌細胞之間的橋粒連接基因突變有關，目前共發現與 ARVC 相關的 11 個基因突變位點。部分認為與心肌發育異常、炎症和細胞凋亡有關。

冠狀動脈畸形（Coronary Artery Anomalies）

在某些先天情況下，冠狀動脈源起於異常位置，導致血管遊走於上行主動脈和肺動脈之間。當運動時心臟輸出增加，位於中間的冠狀動脈就會受到擠壓而影響供血給心肌。

大約只有 30% 患者有心肌缺血的症狀，包括心絞痛、暈厥或昏迷，通常唯一的症狀就是猝死。然而，有研究估計，大約四分之一死於冠狀動脈畸形的年輕運動員在之前的身體檢查中已出現警示症狀或心電圖異常的情況。這突顯了運動參與前篩選的重要，也要小心的看待微小的症狀和細微的異常報告。檢查方面，心臟超聲波可以找出冠狀動脈的源頭，從而斷定是否有畸形情況，**磁力共振冠狀動脈造影**和**電腦斷層心臟血管造影**能有效地檢測與運動相關的心肌缺血，亦能評估冠狀動脈的起源和路線位置。

所有冠狀動脈畸形的運動員都不能參加激烈的競技運動。即使在手術修補後，運動員亦要在體能測試中證明在運動中沒有心臟缺血、心律異常或其他功能障礙才能考慮讓運動員返回運動場。

心肌炎（Myocarditis）

心肌炎是心臟肌肉發炎的疾病，主要由病毒感染引發，病毒侵襲心臟引起發炎後，使心肌損傷，**導致急性心臟衰竭**，或是心律失常。心肌炎病發前常出現上呼吸道感染、消化道感染和其他病毒性疾病的症狀，如發燒、咳嗽、喉嚨痛、嘔吐、腹瀉、肌肉酸痛等，有時候就會以為是感冒或輕微腸胃炎而忽略了。若到了出現疲倦乏力、臉色蒼白、心悸、胸痛、心律不整，甚至休克等情況時，就可能錯過了最佳的治療時機。

最有效的醫治就是預防：管理好個人衛生，勤洗手預防病毒感染，尤其預防呼吸道和腸道感染。在身體不適，尤其是有發燒時，不要進行任何運動。由於心肌炎康復後亦可能會發生猝死，因此通常建議康復者至少六個月內不得進行任何劇烈運動。此時應重新評估運動員身體狀況，如果身體檢查正常和沒有任何症狀，則允許他們重返運動場。

心臟離子通道病
(Ion Channel Disorders)

這是一系列基因突變引起的遺傳病，患者有**異常的心電傳導**，導致惡性心律失常。絕大部分患者都有明顯的家族病史，有些人可能從來沒症狀，但許多患者會由於心室性心搏過速而發生暈厥，有的會是心室顫動導致心臟停頓。

診斷的關鍵是心電圖，不同的通道病會在心電圖顯示出專屬的異常波段。醫治方法因人而異，大致上都是藥物及裝置植入式除顫器（ICD）。大多數患者都不能重返賽場，又或是只能進行低強度的運動。

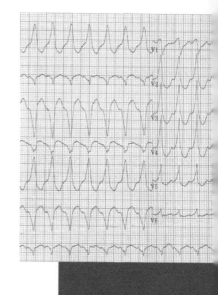

⬆ 心電圖顯示心室性心搏過速的情況。

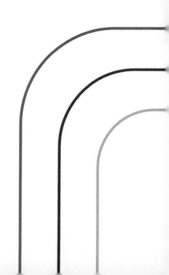

心臟震盪（Commotio Cordis）

這是指當心臟處於**電生理脆弱期**時，受到外來撞擊引發心室顫動或猝死。這情況首次記錄在 18 世紀中葉，有工人受到胸部撞擊而猝死，而在死者的屍體解剖中找不到心臟有任何損傷。在 20 世紀大部分時間裏只有零星報道，過去二、三十年這情況主要發生在體育運動中，因此為運動醫學界所熟悉。

兒童及青少年的胸壁較成人的柔軟，外來力量能從胸部直接傳遞到心肌。若此力量剛剛遇上心臟電生理脆弱期，就會引發**心室顫動**，這解釋了為何心臟震盪多數發生在年紀輕的運動員身上。外來力量可以是拳擊、或是受到棒球、曲棍球等鈍性撞擊。值得注意的是，此等撞擊力強度不需要很大，而心臟亦不會有結構性損傷。

雖然及時使用自動體外去顫器（AED）能夠有效地救活患者，但心臟震盪的生存率仍然是很低。當然，最好的「治療」還是預防，使用較軟的球和護胸等設備或可以避免悲劇發生。

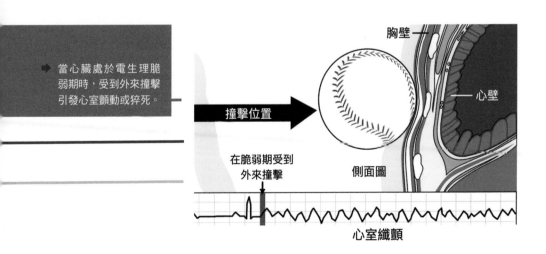

➡ 當心臟處於電生理脆弱期時，受到外來撞擊引發心室顫動或猝死。

胸壁

心壁

撞擊位置

側面圖

在脆弱期受到外來撞擊

心室纖顫

回說開首：艾歷臣的故事

球場上醫生和急救員與死神在角力，球場內觀眾默默地為艾歷臣打氣。

等，像過了一輩子的時間。

終於經過搶救後，艾歷臣躺在擔架上被抬離球場，從人叢中看到的他是清醒的！

一小時後大會公佈天大喜訊：艾歷臣仍活着，情況亦穩定了下來。

一星期後，艾歷臣牽着兒子的手出院。在住院期間，成功進行手術植入了植入式除顫器（ICD）。幾個月之後，他已經可以返回頂級足球聯賽，並在史丹福的綠茵場上入了一球，協助賓福特大勝車路士四比一。

註釋

3　美國心臟協會（AHA）目前並不建議為運動員進行常規的賽前心電圖篩查，而是先根據 14 個項目作初步篩查。如果初步篩查結果呈陽性或異常，才需要進一步進行 12 導聯心電圖評估（12 leads ECG）。

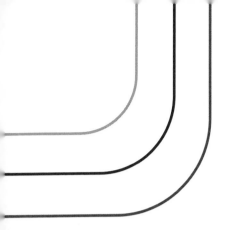

醫療小知識

運動參與前篩查（Pre-participation Screening）

要預防事故發生，運動參與前篩查就顯得十分重要。現時美國心臟協會的篩查指南，主要着重在個人病歷、家族病史及體格檢查上。而歐洲心臟學會、國際足協及國際奧委會就在此基礎上加上常規心電圖篩查。

由於心臟停頓及心源性猝死的成因有地理上差異、篩查結果假陽性和假陰性所引起的後續處理問題，以及成本效益及醫療負擔等因素，目前為止，常規心電圖在運動參與前篩查在國際上仍具爭議[3]。

在香港方面，目前體育學院是依據歐洲心臟學會的建議，為本地運動員進行常規參與前心電圖篩查，希望有助及早發現隱性的心臟問題。在 2020 年 12 月至 2021 年 4 月期間，總共篩查了848 名運動員，當中有 23 名運動員（2.7%）出現心電圖異常，需要進一步檢查，有的更要進行手術修補，其中一名運動員因患有先天性心臟離子通道病而被取消參加競技運動的資格。大部分運動員經過進一步的心臟檢查後，在排除嚴重心臟病或進行心臟手術後，獲准繼續參與競技運動。

除了參與篩查，個人方面的預防，亦可以從日常生活入手，以下是簡單的三個重點：

1. 多做帶氧運動，鍛鍊心肺。要量力而為、循序漸進，切忌急於求成。
2. 健康飲食，減少進食高糖分、高脂肪及高膽固醇的食物。同時亦應少碰煙酒，防止有害物質破壞心臟功能。
3. 放鬆心情，減少壓力對心臟造成的負荷，從而避免血壓過高或心跳過速。

心臟問題誰也不希望面對，平時亦應定期接受身體檢查，並且好好愛護心臟，避免在一瞬之間失去所有。

急症室之
毅行狂「熱」

蔡正謙醫生

1998 年畢業於香港中文大學醫學院，是急症科專科醫生，現職屯門醫院急症室副顧問醫生，工餘熱愛山藝及長跑等戶外活動。

「四個人，八條腿，一條心」這句口號你有聽過嗎？這是「樂施毅行者」的名句，意思是指四個獨立的個體，用八條能力和節奏皆不同的腿，懷着同一目標和決心，一起完成毅行者比賽，想起也使人肅然起敬！10 年前的我就是被這口號燃點起心裏的小火種，與 3 位醫護好友組成團隊，攜手一起參與這 100 公里山路的慈善比賽活動。

雖然我和隊友們有多次完成馬拉松的經驗，大家亦熱愛遠足及戶外活動，但知悉到毅行者的距離比馬拉松超過一倍以上，還要翻山越嶺，對體力的需求真是非同小可！為了迎接這 100 公里的挑戰，我們計劃要在比賽的半年前開始 4 人一起進行練習，在炎熱潮濕的夏天裏，以每次行走 50 公里為目標，分開數個星期反覆地走畢全程麥理浩徑，作為備戰的準備。

一般人都認為毅行者最困難是要行畢 100 公里，但其實令我們最頭痛的問題是天氣；説得準確一點是天氣的錯配，毅行者在 11 月中舉行，除了中午一段時間天氣炎熱，大部分時間也很清涼，在晚上甚至可説是寒冷。但近年香港的天氣一直持續到 10 月才稍有秋意，即是説，操練時天氣炎熱，比賽時天氣清涼，備戰的策略更加要小心。以下就是我們在練習中的一些錯誤示範，希望大家不要重蹈覆轍。

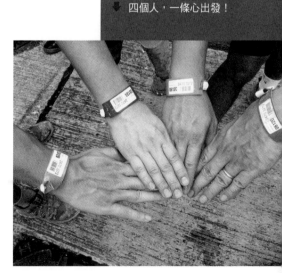

▼ 四個人，一條心出發！

「上得山多終遇虎」，一時大意終惹禍

我們一行 4 人在 7 月尾成功完成了第一個 50 公里的長課，晚上 7 時由沙田坳道麥理浩徑第 5 段出發，行至第 10 段的元朗大棠度假村；雖然是在炎夏，氣溫也有 28 度，但由於是在晚上出發，這 50 公里的過程中避開了火熱的太陽，全程在山徑中感覺清涼，我們順利以 12 小時完成了第一課的挑戰，也因此信心大增，於是計劃加緊練習以在比賽中爭取佳績。

俗語有云：「上得山多終遇虎，遠足安全要留心」，怎料我們四人輕看了前人的訓誨，第二次的練習就受到了教訓。在 8 月尾的這一次練習，天公造美，萬里無雲，我們一行 4 人早上 6 時由西貢麥理浩徑第 1 段北潭涌出發，目標是走到麥理浩徑第 5 段的沙田坳道作為終點。我們抱着興奮的心情以飛快的速度行走，經過 5 個多小時我們已經完成了當日計劃行程的一半，飛奔了 25 公里。

⬇ 起步留倩影，但切忌樂極忘形。

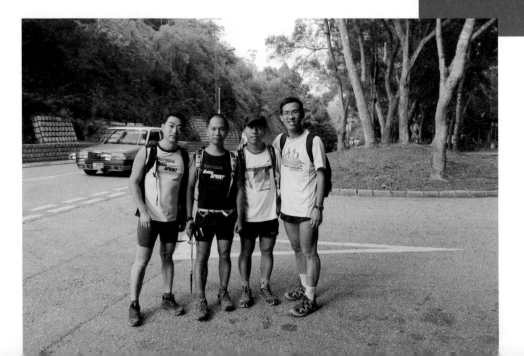

中暑不可小覷，不適應及早揚聲

那天天氣非常炎熱，中午的氣溫上升至 35 度，
我們在北潭凹休息了 15 分鐘又繼續行程，打算
一鼓作氣的再走 10 公里到水浪窩的汽水販賣機
買水及能量飲品作中途補給。隊友 A 和隊友 B
充滿鬥志的向着沙漠中的綠洲進發，而我則在後
面不停地替隊友 C 打氣，鼓勵他既然有能力完成
馬拉松，現在只是區區行了 20 多公里，對我們
來說只是「濕濕碎」。在烈日當空的情況下，我
們繼續走過連綿不斷的上山下坡路（麥理浩徑第
3 段包括牛耳石山、畫眉山和雞公山），這幾座
山的樹木稀少。

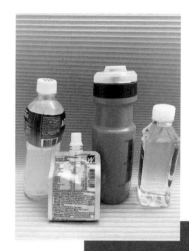

↑ 練習和比賽必
備補給

突然，我發覺聽不到後邊隊友 C 的腳步聲，他
也沒有回應我的對話；我回頭發現他坐在遙遠的
山路旁，雙眼闔着，臉上露出痛苦的表情。原來
他在北潭凹中途休息時，已感覺身體非常炎熱和
有些頭暈，雙腿有了「作」抽筋的感覺；但他見
到隊友們興致勃勃，不想掃興説出自己身體的不
適；怎料到再多行幾公里的山路後，頭暈、四肢
疲倦的感覺加劇，他的雙腿同一時間抽筋，之後
還眼前一黑，幸好他及時坐在路旁的草地上，身
體沒有嚴重跌傷。當時我才醒覺隊友 C 已經「中
暑」，幸好得到上天的眷顧保佑，我們找到一處
有微風的樹蔭地方作休息，給他補充更多的水分
及電解質飲品。之後我們當然改變行程，把目的

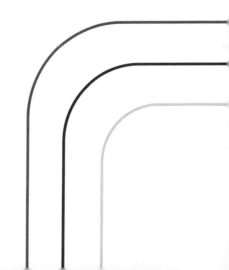

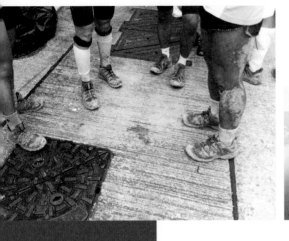

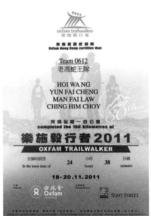

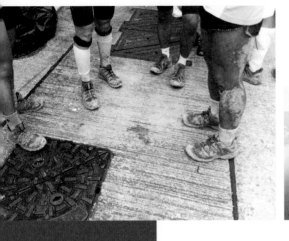（左）感動！衝線
的一刻！
（右）沒有「蛇王」
的完成挑戰

地改為我們日常的工作的地方 ── 急症室。

幸好隊友 C 到達醫院時只是輕微發燒及缺水，經過吊鹽
水及電解質藥物等治療後，幾小時後的身體不適已經消
除，最後診斷為**熱衰竭**（Heat Exhaustion）。

甚麼是「中暑」？

香港位處於亞熱帶區域，夏天非常炎熱和潮濕。喜愛戶
外活動的人士一定會試過在戶外活動過後感到不適及疲
倦，人們通常稱這種情況為中暑。不少人對中暑有不同
的誤解，例如有人認為在炎夏工作後的疲累就是中暑，
或在曝曬後的皮膚灼傷也屬於中暑之一。

要正確了解中暑，我們首先要了解身體如何調節體溫 [1]。
人的體溫正常維持於攝氏 36 度至 38 度之間，但在炎夏
中當體溫隨着高溫環境上升，身體便會自然地藉着散熱
來降溫。

人體的散熱方法可分為 4 種 —— **輻射**（Radiation）、**蒸發**（Evaporation）、**對流**（Convection）和**傳導**（Conduction）。輻射就是身體的溫度會傳到環境中，而蒸發主要是透過流汗來散熱；但如果天氣太熱，濕度太高，不僅體溫無法有效地散出體外，還會抑制排汗，此時身體就需要依靠另外兩種方式來散熱。例如電風扇或扇子搧風，都是常見的增加對流散熱的方式；而當皮膚碰觸到冰塊或雪櫃中取出的冰凍飲品時，會有涼快的感覺，這就是將身體的熱透過傳導散出。如果身體的散熱功能失調引致體溫不斷上升，就有機會出現中暑的情況。

中暑／熱病也有不同類別

一般統稱的中暑／熱病（Heat Illness）可分為兩大類，分別為熱衰竭（Heat Exhaustion）及情況較嚴重的**中暑**（Heat Stroke）。

熱衰竭（Heat Exhaustion）是指在炎熱的環境下持續地大量出汗，引致身體流失大量水分及鹽分，但又未能作出適當的補充，造成全身性的不適。患者的體溫大多是正常或輕微上升；起初其症狀包括非常口渴、頭痛、疲倦、四肢乏力、噁心、嘔吐及肌肉痙攣，但當體液損失過多時，會造成人體血液循環衰竭而出現脈搏微弱無力、血壓低、皮膚濕冷及膚色蒼白，甚至失去知覺等。

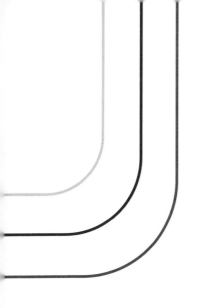

註釋

1 人體的體溫是恆定的，其內在溫度約維持在 37℃左右，也就是所謂核心溫度（Core Body Temperature），通常指人體的直腸溫度，位於人體的內部中心，繞着臟器，其外圍就是體壁與皮膚。體溫若高到 41-42℃（如劇烈運動）時，體內許多蛋白質分子（尤以酵素分子對生命非常重要）會很快地分解，而細胞內許多代謝反應卻需要在恆定的溫度下才能順利地進行，酵素是代謝過程的重要催化劑，沒有了酵素，細胞也就無法進行代謝作用。

中暑（Heat Stroke）則指在無法散發熱能的環境中，造成身體的核心體溫升高超過 40 度，同時中樞神經的功能出現影響，有生命危險的狀況。患者的症狀包括起初身體會覺得熱、皮膚乾燥發紅、流汗很少、心跳上升及呼吸急促、低血壓；如情況繼續惡化時會失去判斷力、神智混亂及不省人事，數小時內可造成多個器官衰竭、永久性腦部傷害及引致死亡。

中暑除了發生在炎熱環境下勞動或戶外活動的人身上，老年人及慢性疾病患者也較大機會中暑，這是因為他們服用的藥物，部分會影響神經系統連帶波及體溫調控機制，增加中暑的機會。這些藥物包括：

1. 治療過敏反應的抗組織胺類藥物（Antihistamine）；
2. 精神科藥物抗膽鹼抑制劑（俗稱解藥，Artane）和三環抗憂鬱劑（Tricyclic Antidepressants（TCA））；
3. 治療高血壓的乙型神經阻斷劑（β-Blocker）和利尿劑（Diuretic）等。

遇到中暑或熱衰竭時怎辦？

在夏天從事戶外活動時，如感覺到全身發燙、頭痛、噁心或暈眩時，應迅速找個陰涼和通風處休息，以防中暑。

如患者清醒，宜先給予飲料以補充水分及電解質，並為患者降溫。如患者清醒度下降，應將他側臥以保持氣道暢通及避免嘔吐物進入氣管而引致**吸入性肺炎**。

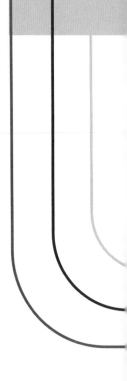

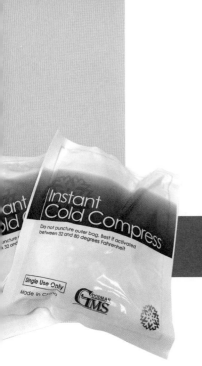

冰袋幫助散熱

降溫方法包括：用扇撥涼或吹風扇、鬆開患者緊身衣物、向患者灑水，以及用濕毛巾或以毛巾包裹的冰袋置於患者腋下或腹股溝。如無冰袋，可用以毛巾包裹冰凍飲料取代。如在野外可選擇浸泡於溪水中，使身體冰涼從而散熱。假如有發抖現象，則降低體溫的舉動必須緩慢進行；因為過度降溫引起發抖時，會提昇人體中央溫度，反而出現反效果。由於中暑可以在短時間內致命，患者必須及早送院治療及觀察。

當患者抵達急症室，醫生會為熱衰竭患者處方靜脈滴注鹽水補充水分及鹽分，並安排抽血檢查以監察電解質、腎功能和肌肉酵素，也會安排尿液化驗，看看是否有肌紅蛋白。輕症患者在接受治療和休息之後情況大多數會有明顯改善，至於嚴重中暑患者，送抵急症室後可能已經陷入昏迷狀態，這時候需要採用高級心臟生命支援術（Advanced Cardiac Life Support）進行治療、主動式散熱（全身灑冷水，用冰袋敷在頸部、腋下和腹股溝）、靜脈注射（吊鹽水）及驗血、驗尿檢查等，協助患者盡快降溫。中暑的死亡率由 10% 至 70% 不等，出現病徵後兩小時為黃金治療期，所以一旦懷疑病人中暑，應該立即把他送院治理，否則容易造成生命危險。

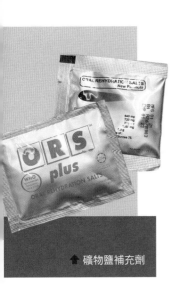

礦物鹽補充劑

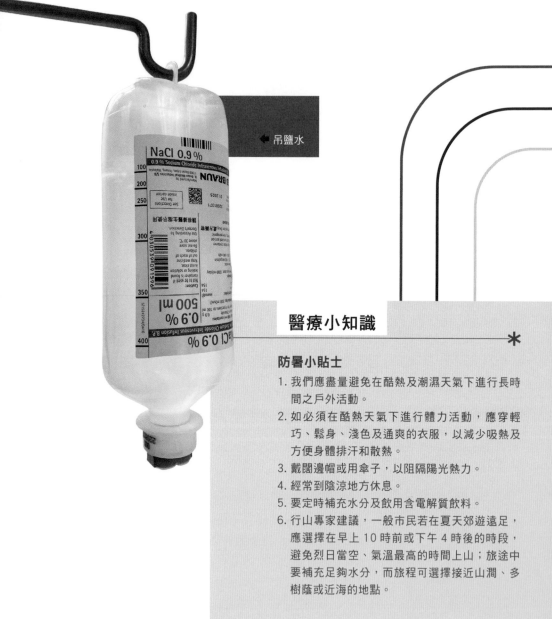

←吊鹽水

醫療小知識

防暑小貼士

1. 我們應盡量避免在酷熱及潮濕天氣下進行長時間之戶外活動。

2. 如必須在酷熱天氣下進行體力活動，應穿輕巧、鬆身、淺色及通爽的衣服，以減少吸熱及方便身體排汗和散熱。

3. 戴闊邊帽或用傘子，以阻隔陽光熱力。

4. 經常到陰涼地方休息。

5. 要定時補充水分及飲用含電解質飲料。

6. 行山專家建議，一般市民若在夏天郊遊遠足，應選擇在早上 10 時前或下午 4 時後的時段，避免烈日當空、氣溫最高的時間上山；旅途中要補充足夠水分，而旅程可選擇接近山澗、多樹蔭或近海的地點。

中暑的嚴重併發症

1. **橫紋肌溶解**（Rhabdomyolysis）：因為嚴重中暑導致細胞膜破裂，大量的鉀、鈣等細胞中的物質進入血液循環，會造成肌肉壞死和疼痛，部分病人還可能引發腎衰竭。

2. **多重器官衰竭**（Multiple Organ Failure）：因為體溫過高，體內調節體溫機制失控，血液中的凝血功能也會降低，從而影響肝、腎、心及肺等器官，引發多重器官衰竭，增加患者休克及死亡機率。

香港的夏天炎熱而且潮濕，讓人透不過氣，容易引致中暑。希望各位熱愛在盛夏進行戶外活動和「鍾意同陽光玩遊戲」的朋友，能透過這個急症狂「熱」的例子得到警示，在進行戶外活動時注意身體狀況，做足防暑措施，避免中暑。

蛇本善良

馮顯達醫生

急症科顧問醫生，亦是一名臨床
毒理科專科醫生。

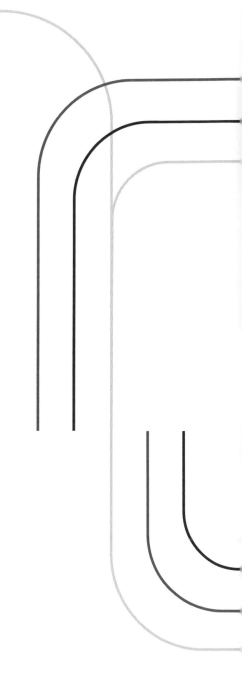

陳伯的故事

陳伯年屆七十，自幼住在村屋，以往與父母、兄弟、子女同住，現在家中只餘他們夫婦二人。陳伯除了眼力較差，身體基本健康，兩老定時晨運，但由於今早下雨，晨運於是轉為晚運。回程途中，陳伯突然感到右腳刺痛，低頭一看，見有一蠕動黑影，陳太大叫一聲：「蛇！」黑影瞬間消失。

他們步行兩分鐘回到家裏，見陳伯右腳背腫起，陳太就建議陳伯看醫生，陳伯卻説小事一樁，家附近偶然會有一些小蛇，大多是被類似牠們的蛇咬傷，沒大礙的，着陳太採些在屋門對出生長的馬齒莧回來敷傷口就行了。陳太知道陳伯性格固執，只好順從他意思，撿了幾株馬齒莧，把葉片搗碎敷在陳伯腳背上。

一小時後，形勢不對，腫脹超越腳踝，痛楚加劇，陳伯走路一拐一拐，主動嚷去醫院，陳伯忽然「轉死性」，陳太心感不妙。

抵達醫院急症室需時不長，陳伯卻覺漫長，血壓脈搏等維生指數正常，很快便看到醫生。J醫生問陳伯和陳太有沒有留意到是甚麼蛇種或蛇的顏色，陳伯回答：「我有點白內障。」陳太則説：「啡色？綠色？不肯定甚麼顏色。」

在相片協助下他倆對蛇種亦毫無頭緒。Ｊ醫生說：「是在回家的村路被咬？」陳伯：「是。」Ｊ醫生繼續問道：「事發位置旁邊是否有矮植物或鐵絲網？」陳伯：「兩者皆有。」Ｊ醫生察覺陳伯右腳腳背有兩點帶血傷口，腫塊已伸延至小腿中段。Ｊ醫生說：「你很有可能是被俗稱**青竹蛇**的毒蛇咬傷，我們會為你抽血化驗，接着注射**抗蛇毒血清**。」Ｊ醫生接着說明預期的傷勢發展、治療效果和潛在副作用後，陳伯便被安排化驗和治療。

陳伯：「護士，請給我紗布。」Ａ護士問：「拿來有甚麼用途？」陳伯回答：「用來止血。」護士發現陳伯左手肘的抽血針孔部位仍在滲血，抽血已是 15 分鐘前，於是一方面幫陳伯止血，另一方面知會Ｊ醫生。Ｊ醫生前來了解過後，在等待化驗室血液分析結果同時，進行了一個現場快速測試，結果引證陳伯的血液缺乏凝血功能，從而更有力支持陳伯被青竹蛇咬傷的想法。

此時血清已從藥房送遞到急症室，陳伯突然咳出血來，幸好呼吸血壓仍然穩定。Ｊ醫生問：「陳伯你過往有沒有特別病痛？」陳伯說：「我想起我20 歲時曾患有肺結核，之後多年來都較容易咳嗽。」Ｊ醫生：「或許你肺結核導致氣管擴張，氣管擴張加上蛇毒影響使你咳血。」基於全身和傷口的局部中毒現象有致命風險，血清注射刻不容緩，幸好陳伯的注射過程順利，無不良反應。

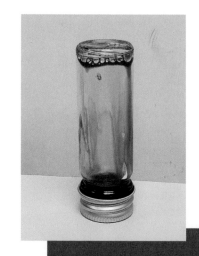

⬆ 血液在樽倒轉時沉積於樽口，代表不能凝血。正常情況血液像倒懸般黏附樽底。

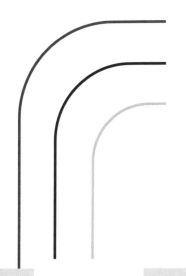

血清注射後不久，針口便停止滲血，一個多小時後陳伯咳血稍減，化驗室的檢測顯示陳伯的血液凝固功能多方面受影響，為加速康復，陳伯接受了血漿製品藥物注射，以補充血液受破壞的凝血成分。醫生最終為陳伯成功止血，血液化驗逐漸回復正常，腳部痛楚好轉，沒皮膚壞死和細菌感染，在急症室的住院病房留醫兩天後，雖然走路有點拐，但已能出院。兩星期後，陳伯和陳太再次每天結伴晨運，但不再晚運。

醫療小知識

青竹蛇知多點

青竹蛇是香港最常傷人的毒蛇，引致超過九成的毒蛇咬人個案（排除不能辨識品種的個案後），原因至少有幾個：青竹蛇數目多，分佈廣，具攻擊性格，加上牠身軀綠色和植物相似而不易被察覺。

青竹蛇獵食模式或可這樣形容：伏擊，狩獵，守株待物。青竹蛇會把身體捲在離地面低矮的植物或鐵絲網，頸呈 S 形拉弓狀，蛇頭如箭在弦，一旦遇到獵物，如蜥蜴和蛙就會即刻向其「彈射」。人若太接近，如走路經過，以手撥弄野草，驚擾到青竹蛇，出於自衛反擊，青竹蛇才會向人施咬。

青竹蛇成體可達 2（雄性）至 3（雌性）英呎。身體背部青綠色，腹黃白色，尾帶紅，雄性沿身體側面左右各有一條白間，頭三角形，滿佈細鱗，眼橙色，瞳孔如貓般。

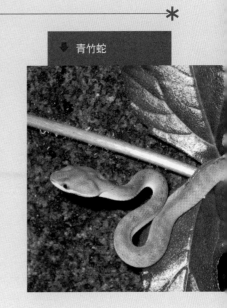

青竹蛇

中毒應該怎麼辦？

在中國，蛇的種類有 200 餘種，毒蛇佔約 70 種。香港陸上蛇類接近 50 種，當中有些喜歡出沒淡水、溪流，被稱為水蛇，9 種陸蛇對人明顯有毒 [1]，海蛇已很罕見。如純以中國的面積大於香港一萬倍這角度出發，香港的蛇種的確不少。

被青竹蛇咬後，無痛、無腫、無中毒是幸運，中毒程度每宗個案均有落差，視乎毒量、毒力和個人反應等，一般腫痛隨即出現並逐漸加劇，偶然傷口有小血泡，鮮有傷口皮膚壞死，即使有也不嚴重。相對而言，傷口壞死較易發生於糖尿病人身上（因傷口較難癒合），或處於手指、腳趾末端的傷口。部分傷者的血液凝固功能會受損，可在無創傷下出血，出血部位例如皮膚下層會形成大片瘀斑，牙肉、有脆弱血管的地方像痔瘡。出血亦可位於咬傷前後的創傷傷口，例如未癒合的皮膚割口、抽血針孔、碰傷的頭部等。本身血液不易凝固的病人，如正服用食薄血藥，無論有否創傷，在中蛇毒後也較易出血。大家切勿忽視出血的風險，因出血而死亡的機率雖少，卻在香港確實發生過。撇除中毒特別深，出血通常在被咬後數小時顯現。

抗蛇毒血清的作用是中和蛇毒，穩住病情，給機會身體修復。如出血嚴重，同步要注射血漿製藥

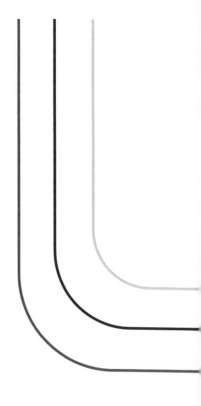

註釋

1 在香港有 9 種陸棲毒蛇對人有致命毒性，分別是：金環蛇、銀環蛇、眼鏡蛇、眼鏡王蛇、越南烙鐵頭、烙鐵頭、珊瑚蛇、紅脖游蛇、青竹蛇。

物以加速止血。血液中毒有可能數小時後矯正過來，傷口腫脹或需數星期消退。

預防蛇咬：預防勝於治療

- 在鄉郊地區走動應穿密頭鞋，避穿拖鞋涼鞋，晚上應攜電筒照明。
- 勿亂踏草堆，或先以棍杖探路，來一招「打草驚蛇」。
- 遇蛇時切勿騷擾，攻擊或捕捉。遇蛇擋路可靜待其離開，否則應後退或繞道。
- 居於鄉郊朋友，可選擇於低層建築的門窗安裝蚊網，設濾隔於直接連貫屋內外的渠管，減少雜物，搬移雜物要留神和穿戴手套。
- 蛇有可能撲前和轉向，人與蛇應保持與蛇身長度相若的圓周距離。

蛇咬後應如何自救？

- 保持冷靜，若緊張導致心跳過速或會促使毒液吸收往身體各器官。
- 如無相關知識，所有蛇咬應假設為毒蛇咬傷，有毒和無毒的蛇的蛇態有同有異，曾有人錯認無毒蛇而延誤治理。
- 以手機或相機拍下蛇的外形，如無手機、相機就用心留意蛇的外形特徵如顏色花紋，不要活

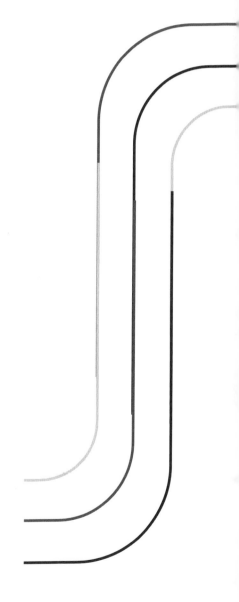

捉或打死蛇。

- 把傷口固定於心臟水平，理想做法是以條狀硬物如木條、樹枝橫越傷口上下關節，再加三角巾或吊帶，如只有三角巾或吊帶亦可。
- 立刻求醫。
- 若要走動，勿急跑，否則加快毒素吸收。

固定肢體急救法，圖中假設傷口在手背。

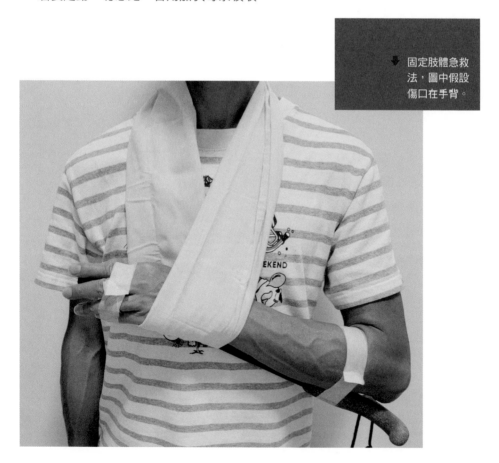

被蛇咬不可做甚麼？

· 用嘴吸吮傷口，以針刺或以刀割開傷口，皆不能有
  效排出毒素，反而有機會令傷口感染細菌。遇上出
  血性毒蛇咬如青竹蛇，針刺刀割傷口徒增流血風險。

· 在傷口對上心臟方向綁上繩帶索，或於傷口和周邊
  緊纏繃帶，本意是減少毒液流往全身，但實際效果
  是使毒液積聚在傷口，令肢體腫痛加劇，血液循環
  受阻或致組織壞死。

· 熱敷、冰敷，這不能有效分解蛇毒，更有機會令組
  織壞死。

· 敷塗草藥。一來草藥種類繁多，功效各異，二來草
  藥在蛇咬後急救的角色往往未經證實，三來未經妥
  善處理的草藥有細菌感染傷口之慮。

愛護蛇類，也是愛護大自然

香港毒蛇種類、顏色、長度和毒性俱多樣性，鮮艷的金
腳帶、黑色的飯鏟頭、短小的珊瑚蛇、世上最長的眼鏡
王蛇、血液毒的青竹蛇、神經毒的銀腳帶等等。篇幅所
限，今次主要介紹最常咬人的青竹蛇。此外，蛇咬人是
源於自衞，遇蛇時保持距離便能化解，香港交通便捷，
縱使被咬，即時求診的話，一般不用擔心致命後果。最
後，蛇是大自然的一員，愛護蛇類，等於愛護大自然，
重持續性而不重眼前利，兒孫樂活代代無間斷。

講大話會畀雷劈

蕭粵中醫生

急症科專科醫生，閒時喜好行山長跑，曾編著《野外醫學：求生與救援必備知識》一書。蕭醫生現任亞洲急診醫學會會長及遺傳性心律基金會顧問會成員，並曾擔任香港急症醫學會會長，香港急症科醫學院院長及香港心肺復蘇委員會會長。

山盟海誓（虛構故事）

小誠今天感到十分興奮，他心想生命中最重要的一天終於來臨，他早在 3 個月前已經相約他的女神 —— 淑賢，在她生日當天到郊外登山，他計劃在到達山頂的一刻，向他的女神求婚。小誠滿心歡喜地準備行裝，忽然從電視新聞的天氣報告中，得知天文台現正發出雷暴警告[1]，但是他看見窗外仍然是藍天一片，心想天文台今次又是「狼來了」，所以決定和淑賢如期出發。

小誠和淑賢一路上談笑言歡，轉眼間已經差不多到達山頂，小誠的心情也不禁愈趨緊張，最後終於來到目的地。雖然天氣開始變得昏暗，遠方看來已經下雨，小誠仍然急不及待拿出準備已久的求婚戒指，在淑賢面前下跪求婚，誠懇地向淑賢作出海枯石爛、至死不渝的承諾，淑賢一面害羞地伸出自己的左手，一面問小誠：「你話永遠愛我係唔係真嘅？你會唔會呃我㗎？」小誠充滿信心地回答：「當然唔會啦，如果我講大話，一定會畀雷劈！」説時遲，那時快，忽然風雲變色，小誠也突然好像獲得甚麼力量，全身毛髮豎起，他正感到嘖嘖稱奇之際，忽然一道白光在面前出現……

註釋

[1] 為教育市民在惡劣天氣下的應變方法，天文台早在 1967 年 4 月起實施暴雨及雷暴警告信號，其中雷暴警告信號表示 4 小時內會發生暴雨及雷暴。無論雷暴影響範圍廣泛或只涉及某一地區，香港天文台都會發出雷暴警告，以及早提醒市民作出適當的安排。

風雲變色：閃電的形成

閃電是一種常見的天文現象，尤其在夏季經常發生。根據香港天文台的統計數字，在香港的夏天，平均每月有閃電報告的日子都超過十天。在炎熱的天氣下，猛烈的陽光讓地面的水分不斷被蒸發，水蒸氣在天空積聚成雨雲，上升的氣流令雲層出現**電極化**，負極會聚在雲層的底部，吸引着地面的正極，形成電荷，當電荷累積超過極限，電流會穿過空氣連接地面，形成閃電，電流會加熱周圍的空氣，令其迅速膨脹，產生巨大聲音，即是雷響，有時候電流亦可以在空中雲間連接，形成**雲對雲閃電**。

閃電傷人的途徑

- 直接被閃電擊中。
- 閃電擊中其他較高的物件，散開的電流再擊中傷者。
- 閃電擊中地面後，電流沿着地面傳導，電流再經足部，令在附近的人受電傷。
- 電流在身體表面通過時，令衣物燃燒或蒸發汗水，造成皮膚燒傷或燙傷。
- 閃電擊中物件產生爆炸，傷者可以被彈開，或被飛出的物件擊中而受傷。
- 閃電經過人體時，會產生樹狀雕紋，形成所謂的「閃電刺青」，又名利希滕貝格圖（Lichtenberg Figures）。

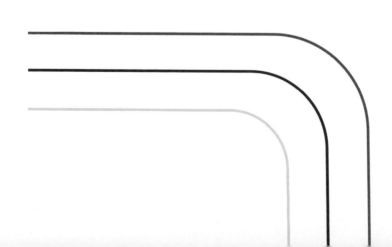

雷擊受傷可致嚴重後果

雷擊受傷主要是在很短時間內被一道強大的電流通過，最嚴重的後果是令心臟停止跳動，呼吸也停止，若不能及時急救，將會帶來生命危險。即使未有性命危險，皮膚大範圍燒傷或肌肉壞死都會造成嚴重的後果，包括橫紋肌溶解症及急性腎衰竭等。

雷擊對身體其他部分都可以帶來不同的傷害，眼睛可以出現短暫失明，將來患上白內障的機會也會大增，耳膜破裂亦是常見，傷者會感到耳朵劇痛及耳道出血，聽力受損。身體的神經系統，也會出現麻痺、肢體乏力、甚至腦中風或腦出血等病變。被雷擊中時，身體肌肉可能會急促地大力收縮，造成骨折或關節脫位。

受雷擊的生還者，也容易患上類似創傷後綜合症候群的**雷擊後綜合症候群**，患者會經常不能集中精神、記憶力衰退、失眠、情緒受困擾、甚至抑鬱及性格轉變等病徵，患者可能需要很長時間才能痊癒，部分永久不能復原的個案也偶有發生。

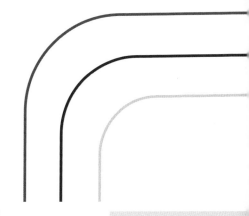

醫療小知識

有關雷擊的謬誤：

- 雷擊只會發生在夏天
- 雷擊只會發生在雨天
- 閃電不會重複擊在同一個地方
- 躲藏在樹下是安全的
- 在室內是不會被雷擊
- 被雷電擊中後的傷者，身上會帶着大量電流，旁人不要隨便觸摸。

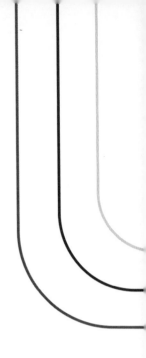

雷擊受傷病人的急救處理

剛發生雷擊的地方，再發生雷擊的機會仍然很大；所以在可能的情況下，應該盡快將被雷擊的傷者移往較安全的地方。如果現場傷者眾多，拯救者可能需要進行「逆向現場分流」，優先處理昏迷不醒，甚至可能已經停止呼吸及心跳的傷者。一般因雷擊而心臟停頓的傷者，心律都是心搏停止（心電圖是一條直線），除顫器通常未能應用，必須盡快施行心肺復蘇法，即使心跳恢復，身體亦未能自行呼吸，仍然需要繼續進行人工呼吸，直至傷者回復自行呼吸或由到達現場的救援人員接手處理。

其他肢體創傷及燒傷，施救者可以按照各類有關的急救方法處理。

如何避免被雷擊

參與戶外活動前，應該留意天氣預報，避免在閃電風險高的日子到郊外活動。即使出發前天朗氣清，在途中也可以風雲驟變；所以必須小心留意天氣變化，有需要時更改行程。如果真的在野外遇上雷暴，應該立即下山往低地躲避，切勿逗留在空曠的地方，並遠離河流，不要接觸金屬物品。高樹也容易被雷電擊中，所以不要躲在樹下，最理想就是找到洞穴或在石屎建築物內躲避。

但是如果身處沒有可以避難的地方，亦不可以迅速地逃往低地，身體又出現可能被雷擊，如全身毛髮豎起的跡

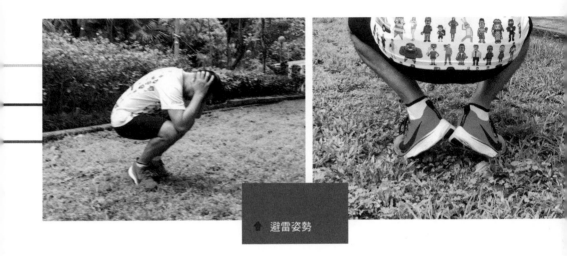

避雷姿勢

象，在無計可施的情況下，或可考慮利用「**避雷姿勢**」來減低被雷擊的機會。正確的避雷姿勢是彎腰蹲下，屈曲身體，以腳尖站立，足踝緊貼，雙手護耳（見上圖）。不要以為平躺在地面能夠降低身高而避免雷擊，因為在附近出現的閃電，電流仍然可以通過在地面散播時，流到傷者身上。

「30-30」定律：預知雷擊的方法

大家亦可以參考以下的「**30-30」定律**來判斷野外的環境是否有被雷擊的危險：

1. 如果閃電出現後少於 30 秒內聽到雷聲，這表示你身處的地方有被雷擊的危險，應該盡快找尋安全地方躲避。

2. 如果超過 30 分鐘再沒有出現雷電，戶外活動應該是安全的。

來回鬼門關前又折返

張冠豪醫生

急症科顧問醫生，亦是本地大學
意外及急救醫學教研部的名譽臨
床副教授。他多年擔任生命支援
術（BLS，ACLS，PALS）的課
程導師，並義務任職飛行服務隊
航空醫官（輔助）。

Y 先生是一位中年地盤工人，他長期吸煙，
並有高膽固醇。

一天凌晨，他感到胸口疼痛，但他認為自己無
需看醫生，於是吃了一顆止痛藥後，就蒙頭繼續
睡覺。

到了早上他咬着牙如常到地盤工作，但胸痛得實
在撐不下去，就致電 999 求救。救護員問了他
病歷，替他量度了血壓、體溫，就給了「阿士匹
靈」藥物給他服用。在救護車上，他的神智漸漸
模糊……不知過了多久，待他清醒過來，已經躺
臥在病房的床上，身上連繫着許多儀器和導管。
原來這段時間他已從生到死，又由死到生地走了
一趟，接受了非一般的治療，才能死裏逃生。究
竟中間發生了甚麼事呢？

急救復蘇在救護車上已開始

原來在救護車送院途中，Y 先生因為**急性心肌梗
塞**而出現**心室顫動**（Ventricular Fibrillation），以
致心臟停止供血。救護員立刻在救護車上利用自
動體外除顫器為 Y 先生**除顫**（Defibrillate）兩次，
並進行心外壓。可惜直至送到急症室，他仍然未
恢復自主心跳。

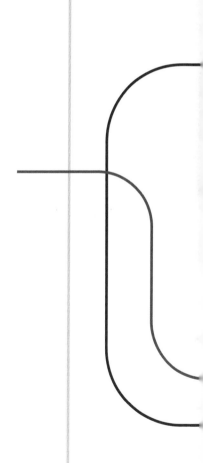

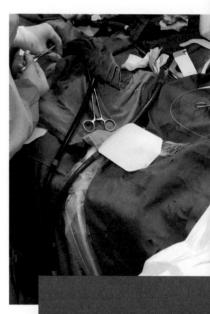

到急症室後分秒必爭地搶救

在到達急症部後，急症科醫生護士接力為 Y 先生搶救，包括利用手動除顫器（可以調校輸出能量）為 Y 先生除顫、進行氣管插喉以提供氧氣、利用自動心肺復蘇機來進行心外壓，並為 Y 先生注射強心針藥及抗心律失常的藥物。雖然施行上述治療有時候可以令心臟停頓的病人恢復自主心跳，可惜 Y 先生的情況屬於**難治性心室顫動**（Refractory Ventricular Fibrillation），即使經過多次除顫，他的心臟依然停頓（心臟監察器螢幕上顯示仍是心室顫動心律）。有甚麼辦法呢？一條人命是否就此會在急症室溜走？

就在 Y 先生彌留之際，急症部聯絡上深切治療部負責「**人工心肺**」（學名為「體外膜氧合器」）（ECMO）的資深醫生。經他們快速評估後，帶同深切治療醫護團隊和儀器一起到急症室診治病人，施行「**靜脈 ── 動脈型人工心肺**」（VA-ECMO）。

當時，病人 Y 先生依然心臟停頓（心室顫動），急症部醫護繼續施行「高級心臟生命支援術」（ACLS）（即負責心外壓、除顫、打強心針、氣道管理）；而深切治療部醫護就在急症室利用超聲波引導，將兩條粗粗的導管擺放在病人經消毒後的腹股溝上，並連接股靜脈和股動脈，然後將

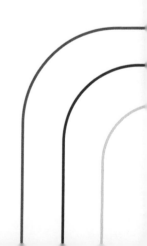

↑ 病人股溝動脈和股溝靜脈分別連接着粗粗的導管，兩條導管的另一端連接着人工心肺機。兩條導管分別輸送病人血液離開身體（喉管內血液顏色較暗紅）和返回身體（喉管內血液色液較鮮紅）。

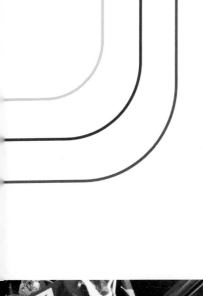

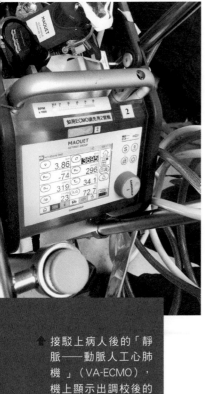

接駁上病人後的「靜脈——動脈人工心肺機」（VA-ECMO），機上顯示出調校後的讀數。

導管接駁到人工心肺機。這樣就可以利用人工心肺來取代停頓心臟的血液循環功能。整個人工心肺接駁手術過程，只用了 37 分鐘就完成了。

建立好「靜脈——動脈型人工心肺」後，因為心臟功能基本上被機器代替，所以就停止了自動心肺復蘇機和心外壓，在急症室的眾人亦都稍為鬆一口氣。但要解決 Y 先生的心臟毛病，還是要醫治他的心肌梗塞。所以，得到心臟科醫生的評估和安排後，Y 先生隨即接受「通波仔」手術（即「冠狀動脈介入治療術」）。

治療患者的急性心肌梗塞

在「通波仔」手術台上，心臟科醫生發現 Y 先生三條冠狀動脈中有兩條嚴重阻塞，便在兩條收窄的冠狀動脈血管內放進了三條支架來鞏固擴張後的心臟血管。

心臟手術後，Y 先生的心臟功能慢慢恢復，人工心肺和氣管導管都可以逐一移除，這時候 Y 先生才逐漸甦醒。他經過深切治療部和心臟科病房的治療後，三星期後終於可以出院。非常幸運地，Y 先生的心臟功能可堪比過往，而且他亦能維持正常的生活呢！

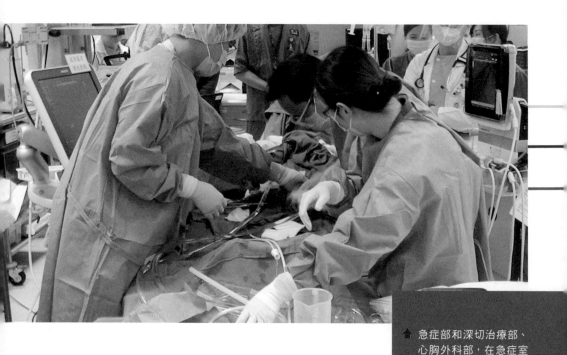

急症部和深切治療部、心胸外科部,在急症室進行跨部門的「人工心肺——心肺復蘇法」(ECMO-CPR)的模擬演練。

心臟驟停的主因:
急性心臟病(冠心病)

Y 先生的身體情況,具有冠心病的危險因素,包括吸煙、高膽固醇,和許多都市人一樣,在病發之前 Y 先生並不知道自己有冠心病,但當他心臟病發時,出現心室顫動,令他的心臟驟停,還差點奪去他的生命。

Y 先生屬於<u>院外心臟停頓患者</u>。根據文獻,本港院外心臟停頓的病人,只有約 2% 能生存出院,而其中有不少病人因為腦部缺血時間過長,即使能活命,自理能力也可能受到影響,Y 先生的情況實屬不幸中之大幸。

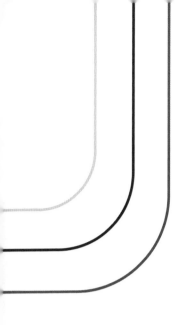

結語：減低冠心病風險

急救治療及手術能延長壽命，但如果市民能戒煙，改善高膽固醇、高血壓、肥胖等心血管風險因素，就更能大大降低患上急性心臟病的機會和提高健康水平。心臟病康復者亦需定時服藥和覆診，以減低復發機會。

醫療小知識

「高級心臟生命支援術」（ACLS）與「靜脈－動脈人工心肺」（VA-ECMO）

當心臟驟停的時候，急症醫生會採用心肺復蘇術，包括心外壓、體外除顫、氣道管理和藥物來支援病人的生命。這亦是「高級心臟生命支援術」（ACLS）。每一位急症醫護都嫻熟這支援術，利用此術亦可以處理絕大部分同類的病人。

當有一部分病人經過高級心臟生命支援術也救治不到的時候，如果符合條件（例如年齡、心臟驟停的時間、心臟驟停的種類等），而醫院亦有深切治療部相應的資源和設施配合，就可以考慮施行「靜脈－ 動脈人工心肺」（VA-ECMO）。在病人心臟停止的情況下施行人工心肺，即是施行「人工心肺——心肺復蘇法」（ECPR）。這種人工心肺技術，可以支援心臟及肺部血液循環功能。血液在病人的主靜脈抽走，加氧後會將血液輸回病人的主動脈。當病人的心肺功能由人工心肺機取代時，醫生再進行針對心臟病的根本治療（如「通波仔」），令病人的心臟功能恢復。這治療固然可以提高一部分病人的存活率，但亦具高度入侵性，並可能引發併發症，所以許多病人都未必適合。普遍情況下，人工心肺都會在深切治療部內施行，但如果要拯救院外心臟停頓的病人，往往需要深切治療部的人工心肺團隊在急症室內施行手術步驟，這就需要事前跨部門的模擬演練和協調。

福無雙至，
禍不單行

張冠豪醫生

急症科顧問醫生，亦是本地大學
意外及急救醫學教研部的名譽臨
床副教授。他多年擔任生命支援
術（BLS，ACLS，PALS）的課
程導師，並義務任職飛行服務隊
航空醫官（輔助）。

看 似平常的一天，急症部醫護們都埋首着
照顧病人。突然，一個消防處的「留位」
電話打來，説有兩位嚴重受傷的病人將會很快
送到。急症部的氣氛一下子就緊張起來，負責
急救的醫護立刻把握時間騰空兩間專為急救大
型創傷病人的創傷房，準備不同設備，包括氧
氣罩、靜脈導管、溫生理鹽水、暖爐、量度維
生指數的監測儀器等。同時大家計劃將急救人
員組織成兩隊，分別負責照顧兩名傷者。

説時遲那時快，當大家還未處理完正接受診症
的病人，響亮的救護車警報聲已從遠處傳來。
有兩位病人差不多同時被送到**創傷急救房**。原
來他們在玩水上高速運動時，發生意外，撞到
海上的巨型硬物，並掉進海中。幸好附近有其
他船隻和途人，發現他們出意外後就立刻把他
們救上水面。

救護員在現場為傷者給予高濃度氧氣[1]，戴上頸
托，並把病人固定在脊椎甲板上。傷者的胸部
曾經受過猛烈撞擊，胸口感到劇痛。

創傷急救第一步：
止血及與創傷小組會診

到達急症室後，幸好傷者們仍然神智清醒，能
保持自主呼吸。他們在創傷房的第一個血壓讀
數正常，但其中一個傷者已經出現輕微低溫。

註釋

[1] 供應純氧，主要是針對
一些重症病人，如剛剛
做過大手術、或者經歷
重大事故呼吸衰竭的患
者，用呼吸機來挽救病
人的生命。它能提供輸
送氣體的動力，以滿
足各臟器呼吸代謝的
需要。

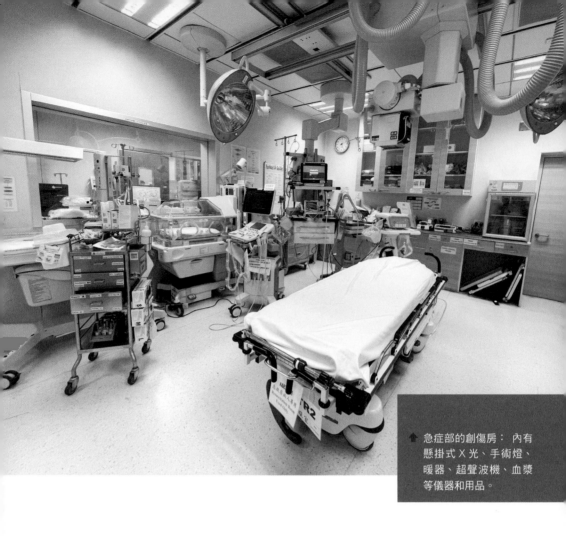

急症部的創傷房： 內有懸掛式 X 光、手術燈、暖器、超聲波機、血漿等儀器和用品。

雖然傷者的情況看似未到最壞情況，但我們也不敢掉以輕心，馬上施行高級創傷生命支援術的原則，即評估及暢通氣道、保護頸椎、支援呼吸、尋找體內出血位置並設法控制出血。我們在電光火石間，已把兩條粗粗的靜脈導管置放在傷者兩邊前臂的靜脈上，進行驗血和配血，並輸注體液和止痛藥。同時，我們也立即召喚了創傷小組（包括外科、骨科、深切治療科、腦外科、心胸外科醫生）到急症室共同會診，為求在最短時間內為傷者的傷勢作最全面的評估以及訂出治療計劃。處理低溫方面，我們為傷者脫去濕透的衣物，快速弄乾身體，然後換上可以照 X 光的病人袍，並用早已預備好的暖器和溫暖生理鹽水為傷者回溫。

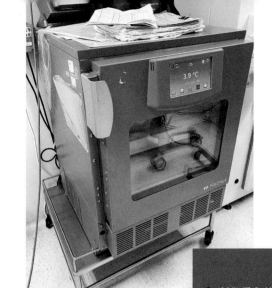

兩名傷者都心跳過速，
心率每分鐘達 135 下，
顯示他們有休克症狀。
正常人心跳少於每分鐘
100 下，兩名傷者的心
跳已達到第三級的休克，非常危險。創傷學中，
休克的最大主因是失血。雖然他們表面都沒有流
血的傷口，但他們的血壓逐漸下降，再加上血紅
素下跌，即表示體內不停出血。究竟是哪兒出血
呢？在尋找出血位置的同時，我們需要維持病人
血壓，所以我們為其中一名傷者在創傷房進行緊
急輸血。

創傷房內的血櫃：有 O
正型血，以便快速輸血
給失血過多的病人。

創傷急救第二步：
診斷傷者的受傷位置及程度

我們為傷者快速地進行超聲波掃描，果然發現
其中一位傷者有腹腔出血，表示可能是肝臟、脾
臟、腎臟或腸受傷，而心包則沒有積血。這是否
就是所有的受傷部位呢？我們立刻聯絡了影像及
介入放射科，利用「電腦掃描快速通道」，安排
為傷者進行緊急全身電腦掃描檢查。

兩名傷者的治療團隊緊密溝通
着，不停地商討最適合的方
案，希望可以在「黃金一小
時」內找出兩名傷者的傷處並
施救。

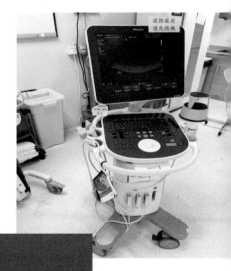

超聲波機，以快速評
估腹腔出血、胸腔出
血、心包出血或氣胸
的情況。

過了不久，終於完成了電腦掃描兩位病人的全身各處。掃描結果令我們大吃一驚：原來他們都有**創傷性主動脈破裂**（Traumatic Aortic Transection）！這是一個罕見而死亡率極高的創傷。

創傷急救第三步：處理罕見創傷

創傷性主動脈破裂的病人到達醫院後仍生存，實在寥寥可數。現在同時出現兩名主動脈破裂的病人並且需要救治，幾乎令我們不敢相信！急症室的氣氛也更凝重起來。

心胸外科醫生、深切治療專科醫生和麻醉科醫生馬上加緊行動，安排手術。這屬於超大型和專門的手術，由於醫護人手和手術室的限制，同一時間也只可以為一位病人做手術。麻醉科和深切治療科迅速地穩定病人的術前狀態，嚴謹控制病人的血壓心跳，外科醫生亦在當日黃昏時間安排緊急運送合適的**主動脈帶膜支架**[2]（Aortic Stent Graft）到醫院手術室。一位病情較嚴重的傷者直接由急症部送上手術室，由心胸外科醫生施行緊急手術（即**胸主動脈帶膜支架移植手術**，Endovascular Aortic Stent Grafting, TEVAR）。這手術可以修補主動脈（Aorta），並停止主動脈出血。手術過程十分迅捷，只用了 43 分鐘就完成了。完成第一個傷者的手術後，醫生馬上召喚第二個傷者上手術室，進行同類的主動脈帶膜支架移植手術。第二個手術更只用了 40 分鐘就完成了。大動脈手術後，其中一位傷者立刻接受手術修補

註釋

[2] 主動脈支架類似冠狀動脈支架，都是靠支架維持固定的血流管徑，但外部有覆蓋，因此可以將血流限制在支架內，遮蓋主動脈破裂口。帶膜支架由一組有自我舒張能力的金屬支架及人造血管移植材料合成，上述兩種材料在臨床上已有多年植入體內的應用歷史，安全可靠。

身體其他創傷，之後兩名傷者術後同樣在深切治療部繼續治療。

經過手術和治療後，兩位傷者幾個星期後都能康復出院，並重回正常生活。能夠從如此嚴重的創傷中痊癒，可算是不幸中之大幸啊！

急症室的創傷中心：專門治理嚴重創傷

遇到傷者多處嚴重受傷，大部分情況他們都會被送到有**創傷中心**的急症室接受治療，這是因為創傷中心有創傷科醫護人員和各式各樣的醫療儀器，所以治療這類病人的成效較高。

此外，這兩位傷者都是在水面上出意外。一般來說，這類傷者可以出現器官創傷，亦有被水淹沒至窒息的危險。另外，傷者長時間浮浸在冷水中有機會出現**低溫症**。低體溫會影響到身體的凝血因子功能，引致流血不止，大大增加死亡率。所以，病人從一離開水面就要進行保暖。創傷學的三大致命要素（低體溫、血酸症和凝血異常），都要在急救創傷病人時特別注意。

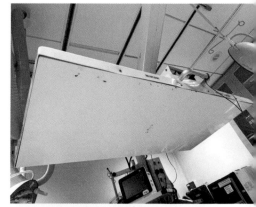

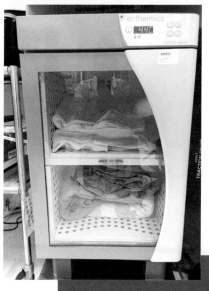

☝ 創傷房裏高掛的暖器（上）和在一旁的暖櫃（下）：為創傷病人保暖、提供溫暖毯子及輸液。

嚴重創傷個案出現：
跨部門團隊共同會診

當有嚴重創傷病人時，創傷中心的急症部往往都會召喚跨部門團隊共同會診。在急症室的創傷房，尤其是嚴重心胸創傷的病人，經常會有超過七八名醫護在同時診治一位病人。團隊合作和溝通變得異常重要，而急症醫生除了負責施行急救、尋找病源，往往亦負起頭段帶領和往後協調團隊的角色。而事實上，就像這個案中的主動脈受傷，一般是由很大的撞擊力量導致，如車禍、高處墮下等，所以傷者同時都會有其他部位的嚴重創傷，需要不同醫生（心胸外科、骨科、腦外科等）同時治療。

如果能在「黃金一小時」（即創傷之後一小時內）替病人積極救治，找出受傷位置，並施以確定性治療（如緊急手術），便能提高病人的存活率。

根據文獻，**鈍性胸主動脈損傷**（Blunt Traumatic Aortic Injury）（就像這兩位傷者般）有八成病人在未到達醫院前便已斃命，到達醫院後死亡率也有 46%。因此雖然鈍性胸主動脈損傷病人只佔所有胸腔受傷病人的百分之一，卻是年青人在創傷中死亡的第二大主因。

主動脈破裂屬於最嚴重的主動脈損傷。主動脈是身體上最粗的一條血管，供應身體不同部分的血液。如果主動脈破裂，流血往往就像山洪暴發一樣，一發不可收拾，施手術是唯一可以救治病人的方法。

醫療小知識

複合式手術室

值得一提的是，當時施手術的地方是複合式手術室（Hybrid Operating Theatre），又稱心血管混合手術室。這種手術室的好處是在手術過程中能提供即時手術成像和電腦輔助操控的儀器，以提高手術成效。這通常可以在心血管病的手術（如主動脈疾病）中發揮最大的作用。

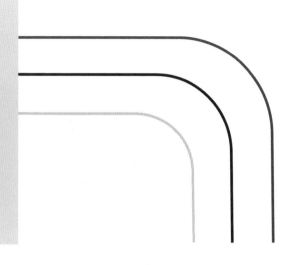

關於主動脈破裂的治療，施行主動脈帶膜支架移植手術（即本文傷者所接受的手術），比傳統開胸手術優勝，因為流血較少，不需要注射抗凝血藥，術後康復較快，死亡率也較低。不過，不是每名動脈破裂的傷者都適合施行主動脈帶膜支架移植手術。

預防勝於治療，水上活動要小心

進一步說，能避免意外是創傷學的最佳治療。進行水上活動，應格外注意安全，才能盡享水上樂趣。香港水域內，要注意一些海灣有行速限制區。乘坐小型開敞式遊樂船、水上電單車、舟艇、參與拖曳式水上活動及滑水時，要注意天氣情況、日光、水面風浪、附近船隻和礁石，並穿着合適的救生衣或助浮衣。享受陽光與海灘之餘，切勿樂極生悲。

鳴謝

急症科張謙怡醫生提供資料

設在醫院大門的
深切治療部

楊聿川醫生

急症科專科醫生，現時為香港中
文大學醫院急症科主任。楊醫生
在工餘時間積極參與教學工作，
亦熱愛跟家人相聚，享天倫之樂。

星期一下午，急症室如常地繁忙。突然有兩位穿醫院制服的人員慌忙地將一位不省人事的女士推進來；原來她在的士上昏迷，運送出院病人回家的同事見到，立即把她帶到急症室搶救。

分流護士見狀立刻上前檢查，由於感覺不到這位病人有脈搏和呼吸，便立即把她推到急救房，並廣播「R 房有 Case，Cardiac Arrest（心臟停頓）」。不到 10 秒，負責急救的 3 位護士和 2 位醫生已來到，並立即替這位女病人（Y 小姐）進行心肺復蘇和貼上監測儀器。

氣管插管術：
急症科醫生必備技能

其中一位急症醫生 Doctor K，在沒有停止心外壓的情況下，熟練地為 Y 小姐插管[1]，並接駁上呼吸機，以確保氧氣能直接流入 Y 小姐的肺部。50 年前左右，為病人插管，往往是麻醉科醫生的專職。直至六十年代，急症學科冒起，漸漸

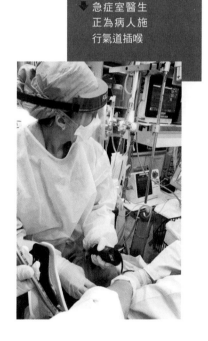

急症室醫生正為病人施行氣道插喉

註釋

[1] Endotracheal Intubation，氣管插管術。用一條膠導管，經過口或鼻孔放置在病人的氣管中，膠管的盡頭有一個小氣囊，充氣後會密封氣管內壁，外來異物不能夠輕易進入氣管，從膠管中灌進的氧氣也不會流出來，最初應用在全身麻醉上。

有更多急症科醫生掌握插管的技巧，而不用等待麻醉科到來才能進行救治。時至今日，**氣道管理**[2] 已是急症科醫生其中一項必要訓練的技能。急救房的病人，往往比手術室裏擇期做手術的病人來得危重，維生指數也較不穩定，所以為他們插管的難度一般也較高。

診治關鍵：
床邊超聲波檢查

Ｙ 小姐的初步**心律分析**是**無脈搏性心電活動**[3]。除了抽血檢驗，**床邊超聲波檢查**也極為關鍵。科技日新月異，超聲波機已在過去幾十年間進步了很多，現在有些超聲波機甚至只是跟手機一樣大小。急症科醫學院提倡每個急症室要有超聲波儀器，以及提供不同的**超聲波培訓課程**，有助急症科醫生可以在日常工作中盡快診斷出危急病人的問題所在。

這時候，另一位醫生 Doctor M 在超聲波影像中發現 Ｙ 小姐子宮裏有一個胎兒，近 20 週的大小。由於 Ｙ 的心臟已停頓了 4 分鐘，Doctor M 認為沒有時間再等，隨即請護士為他準備**瀕死剖腹產術**[4] 的工具，以拯救母體和胎兒。

2 Airway Management，是包含氣管插管術在內的一組技能，目的在於保障病人氣道暢通。除了插管外，還包含異物（分泌物、血液、嘔吐物、外來物件）處理；氧氣面罩通氣術、氣管切開術及氣管內視鏡輔助插管術。

3 Pulseless Electrical Activity，簡稱 PEA，即代表心臟有電活動，但沒有任何動脈搏動，這代表心臟正努力工作但沒有辦法把血液成功輸出，而一般都要盡快尋找有沒有可逆轉的原因，例如心包填塞（Cardiac Tamponade）、張力性氣胸（Tension Pneumothorax）、肺動脈栓塞（Pulmonary Embolism）、缺血性休克（Hypovolaemic Shock）等等。

4 Perimortem Cesarean Section，又稱 Resuscitative hysterotomy（復蘇性子宮切開術），是指在沒有心跳的母親身上快速取出胎兒的手術。研究建議要在 5 分鐘內把胎兒取出，以消除胎兒在母體主動靜脈血管上的壓力，從而希望回復血流，增加母親回復心跳的機會。

挽救母親和胎兒：
瀕死剖腹產術

在瀕死的母親身上取出胎兒並不是現代醫學才有。歷史上，剖腹產術是對死去的母親進行的手術，目的是挽救胎兒。

通過這種程序出生的記錄可以追溯到公元前 500 年，在沒有現代麻醉學的時期，是沒有辦法在活着的母親身上安全地進行這個手術的。自 1986 年發表的一系列病例以來，研究人員發現，如果在心肺復蘇期間將嬰兒在 5 分鐘內取出，母親的存活率會更高。很快，國際上提出了這方面指引。在香港，所有急症醫生都接受過緊急瀕死剖腹產術的指導，而大多數急症室都為垂死母親的復蘇準備了特殊的**剖宮儀器**。

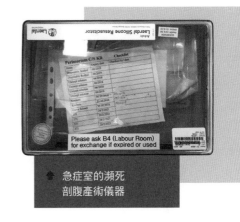

急症室的瀕死
剖腹產術儀器

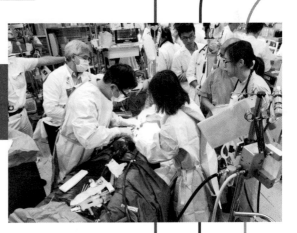

➡ 會診的婦產科醫生正在
修補瀕死剖腹產術傷口

接駁人工心肺，救治垂危病人

成功取出胎兒後，Doctor K 替胎兒急救，兒科醫生也趕到協助搶救，並替那嬰孩插管，再安排送上**新生嬰兒深切治療部**。由於 Y 小姐心臟仍是停止跳動，而且已接近 10 分鐘，Doctor M 跟**成人深切治療部**的醫生商討後，決定為 Y 進行**體外人工心肺復蘇**，接駁人工心肺。病人的動脈和靜脈會被置入兩條粗如手指的喉管，血液在靜脈被引流出後，會透過機器把血液中的二氧化碳清除，並加入氧氣，再輸回患者的動脈內。在危重的病人身上，插入如此粗的管，難度是極高的。但在急症室提供的超聲音儀器監察下，成功地插入的機會也大大提高。Y 小姐最終被接駁上人工心肺，心外壓可暫停，Doctor K 立即安排病人做一系列檢查包括電腦掃描，並把 Y 送上深切治療病房繼續救治。

醫療小知識

深切治療部

深切治療部（Intensive Care Unit，簡稱 ICU），在一般人眼中，往往就是接收重症病人的地方，通常是一個既定的病房。深切治療部跟其他病房有甚麼不同呢？可以從不同語言中的深切治療部名稱得知。內地／台灣通稱 ICU 為加護病房，意味着護士的人手比一般病房多，日語中稱為集中治療室（しゅうちゅうちりょうしつ），代表着把重要的治療帶到病床邊，例如超聲波、呼吸機、人工心肺機等等，法語中 ICU 可稱為 "Service de réanimation"，字面上有着起死回生（reanimation）的含意。但今時今日的急症室，深切治療已可由病人在急症室期間開始提供，急症室的急救房就正是設在醫院大門的深切治療部，危重病人可在更前線的地方得到適切的治療。

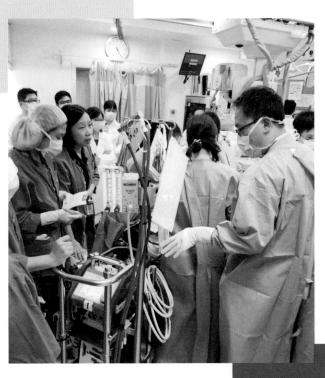

醫護人員正為急症室危殆
病人接駁人工心肺

在外地探親後回港的故事

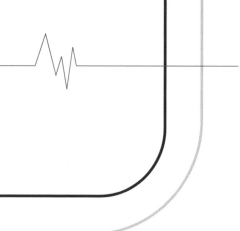

鄺詠茵醫生

伊利沙伯醫院急症室副顧問醫生，曾於 2015
年赴英國利物浦修讀熱帶病及衛生文憑
（Diploma of Tropical Medicine & Health），
也到過非洲及尼泊爾進行人道救援，並在 2016
年取得香港紅十字會頒發的人道年獎。鄺醫
生現在兼任急症醫學傳染病小組委員會的副主
席，協助提供培訓課程予急症科醫生。

2019 新型冠狀病毒（COVID-19）出現之前，來往香港與世界上不同國際城市的活動很頻繁。病人到急症室求診時，如有發燒，都會被問及最近的<u>旅遊史</u>，因為每個地區都有着不同的潛在感染風險。如病人能準確地説出旅遊的細節，會有助醫生作出正確的診斷，尤其是不常見的<u>風土病</u>（Endemic Diseases）。

Mr. Mohammad 的故事

Mr. Mohammad，35 歲，在西非尼日利亞土生土長。他 2015 年從非洲來到香港定居，3 年後（2018 年的 7 月）他回家鄉探親，逗留了 1 個多月後，到 8 月中回港。8 月 20 日，回港後 1 星期左右，他早上睡醒後感到很疲倦，劇烈頭痛，肌肉酸軟。當晚他開始肚瀉了 4-5 次，自感發燒，但沒有量度體溫。他服用了兩顆必理痛（Paracetamol）後，再去休息。第二天清早，他疲倦到下不了床，要找在香港的非洲朋友協助。朋友見狀，帶了他到九龍區的公立醫院急症室求診。

外遊記錄也是診症關鍵

在分流站（Triage Station），護士見他全身乏力，面色蒼白，立即吩咐他在床上躺下。當時他

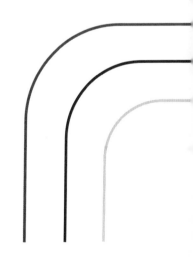

的維生指數（Vital Signs）尚算穩定，意識清醒，血壓 108/58 mmHg，脈搏 103 bpm，血氧 95%，體溫 38.5 度，最後被分類為緊急（Urgent）的病症。當天急症室不算太忙碌，30 分鐘之內醫生已為他診症。Mr. Mohammad 被問到他的徵狀、過往病史和旅遊史。這位醫生一聽到他剛在一星期前從尼日利亞回港，昨日開始發燒，立即提高了警覺性，問了很多關於他去過的地方、所有相關活動、離港前有沒有打各種疫苗等等。Mr. Mohammad 回答，他回去只是探親友，主要留在村莊，有被蚊子咬，但他以前生活在這個地方都經常被蚊子咬，所以沒有做任何預防措施，例如到達當地前打預防疫苗、服用抗瘧疾的藥（Anti-malarial Drugs），或是在當地用蚊怕水和防蚊網等等。

一聽完，這位醫生在內心已經浮現出幾個最常見透過蚊子傳播的**熱帶病**（Tropical Diseases），例如**瘧疾**（Malaria）、**登革熱**（Dengue Fever）、**屈公病**（Chikungunya）、**黃熱病**（Yellow Fever）等等。同時間，Mr. Mohammad 有肚瀉的徵狀，所以醫生也考慮到其他經由**口水糞便傳播**（Faecal-oral Route）的熱帶病，例如**傷寒**（Typhoid）、**副傷寒**（Paratyphoid）和各種寄生蟲感染。

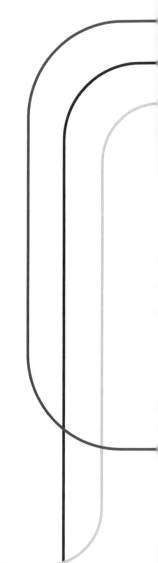

分析血液以找出感染源

醫生隨即為 Mr. Mohammad 做仔細的檢查，特別是看他有沒有**皮疹**、檢查腹部有沒有脾臟和肝臟脹大（Hepatosplenomegaly），以及維生指數有沒有變差。護士在診症格為他再量血壓，發現他的指數已下降到 92/44 mmHg，脈搏也上升至 110 bpm，醫生隨即把他推到急救房治理。

護士在 Mr. Mohammad 兩隻手上的**靜脈置管**（Intravenous Catheterization），讓生理鹽水可以高速輸入他的血液系統，保持他的血壓。另外，醫生也盡快為他抽血檢查，當中包括全血細胞分析、肝功能、腎功能、血液氣體、血液種菌和最重要的**瘧疾血液抹片檢查**（Malaria Blood Smear）。抽完血後，護士為他打了**經驗性抗生素**（Empirical Antibiotics），以抑制有機會引致其他危急情況的細菌。同時間，另一位護士也聯絡微生物實驗室，向有關技術人員提出請求，希望他們可盡快分析 Mr. Mohammad 的血液內有沒有瘧原蟲的跡象。

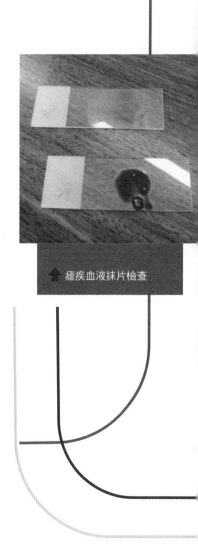

⬆ 瘧疾血液抹片檢查

在急救房內，醫生安排了一些**定點診斷測試**（Point-of-care Test）。例如 Mr. Mohammad 面色蒼白，護士便利用了**血紅素測量儀**，偵測到他的指數只有 8.5 g/dL（成年男士一般的血紅素是 13-18 g/dL），即是他有貧血的現象。另外一個定點診斷測試，I-STAT 血氣分析儀也顯示他有**代謝性酸中毒**（Metabolic Acidosis），表示他的身體情況已開始變差。

Mr. Mohammad 的康復治療

醫生給了 Mr. Mohammad 1,500 毫升的生理鹽水後，他的血壓仍是偏低，他們隨即諮詢深切治療部，希望可以接收這位危急的病人，給予密切的監測和治療。這時，微生物實驗室打電話到急症室，說在 Mr. Mohammad 的血液樣本中果然發現了**惡性瘧原蟲**（Plasmodium Falciparum），亦即是最嚴重的一種瘧疾感染，而瘧原蟲的數量仍在分析當中。醫生立即派人到藥房拿抗瘧疾的藥物**青蒿素**（Artesunate），並計算好劑量，經靜脈注射方式給予第一劑，希望可以盡快遏止瘧原蟲在 Mr. Mohammad 體內的繁殖。

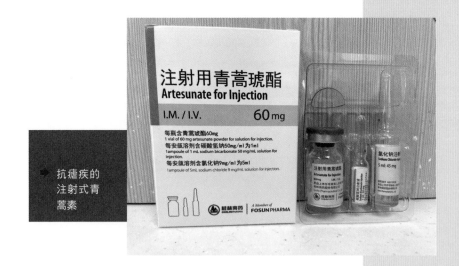

抗瘧疾的注射式青蒿素

深切治療部最後接收了 Mr. Mohammad，
經過持續幾天的**抗瘧疾治療**，他血液中的
寄生蟲數量已大幅下降至不能被偵測到的
水平，他的徵狀亦逐漸消失，回到普通內
科病房的第三天，他已經能夠出院了。

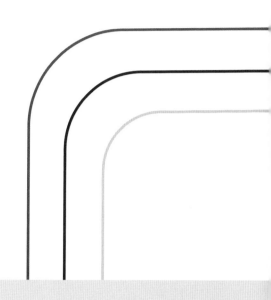

醫療小知識

瘧疾

瘧疾是經雌性按蚊（Female Anopheles）傳播的寄生蟲疾病，常見於熱帶及亞熱帶地區，如非
洲、東南亞和南美洲。它的早期病徵跟一般感冒相似，例如發燒、發冷、頭痛、肌肉疼痛等，
有些病人也會有像腸胃炎的徵狀，如嘔吐、腹瀉等。因此，如病人沒有提及相關的旅遊史，
或是醫護沒有仔細追溯到病人更久的旅遊行程，有機會在初期診斷不到；因為瘧疾的潛伏期
（Incubation Period）通常在 7 日至幾星期，但也可達數個月。

如瘧疾沒有被早發現和醫治，有機會出現嚴重併發症，包括貧
血（Anemia）、肝腎衰竭（Hepato-renal Failure）、肺水腫
（Pulmonary Edema）、休克（Shock）、急性腦病變（Cerebral
malaria），甚至引致死亡。預防瘧疾的最佳方法就是避免被
蚊子叮咬，例如噴含避蚊胺（DEET）成分的蚊怕水、在防
蚊網下睡覺和避免在黃昏後瘧蚊活躍的時間外出等。另外，
出發前也可因應當地的瘧疾情況而選擇服用預防瘧疾的藥物
（Chemoprophylaxis），直至到回程後的一段時間，以提供足
夠的保護力。

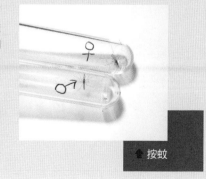

↑ 按蚊

回鄉探親是感染
風土傳染病的高危一族

Mr. Mohammad 這種回家鄉探親友（VFR = Visiting Friends and Relatives）的行程，其實是受瘧疾感染的高危情況。因為他回到自己熟悉的地方，未必會像外國遊客一樣，出發前做足預防措施，逗留期間也不會有所警惕，回港後有任何徵狀也可能沒有特別留意或盡快去求醫，結果感染到瘧疾和延遲醫治的機會也比一般人高。他一直居住當地的親友是有一定的**後天性免疫力**（Acquired Immunity），因為他們長時間暴露於這種傳染病下很多年，但當他們一離開了自己的家鄉，到達一個非瘧疾肆虐的國家，就如 Mr. Mohammad 多年前來到香港，經過一段時間後，體內的免疫力也隨之而消失了，跟一般外國遊客沒有分別。所以對於任何在外地回港的人士，特別是那些有風土傳染病的地方，急症室醫護要有相關的知識和警覺性，才能盡快為病人找出病因。

青蒿素：治理瘧疾必不可少

瘧疾是有藥物治療的傳染病，選用哪一種要視乎病人的嚴重程度以及瘧疾的抗藥性（Drug Resistance）。一般而言，在本地醫治的病人都沒有對瘧疾的免疫力，而且很多國家的瘧疾都有抗藥性，所以一開始選用的都是青蒿素（Artesunate），因為它能夠有效地抑制大部分瘧原蟲的繁殖，而且愈早使用，併發症及死亡風險也可大大降低。由於它不是常用的藥物，急症室內並沒有儲存，病人一確診，醫護便要盡快聯絡醫院藥房，讓病人及早使用。

近年，越來越多港人前往非洲和南美洲等熱帶地區旅行，他們回港後的任何徵狀，都有機會是在旅途期間到過的地方受感染而得來的。急症室醫護都要時刻留意着最新的**世界流行病學**（Epidemiology）資訊，以及對不同地區存在的傳染病風險有所認識，才能準確地為病人作出適切的治療。

平常之毒

陳耀祥醫生

急症科專科醫生，現職公立醫院
急症室主管。現任香港急症科醫
學院副院長、香港臨床毒理學學
會會長、香港大學李嘉誠醫學院
名譽臨床副教授。

「**咦！** 阿 Ling，你今日返 A Night？」資深護士 Ann 望向休息室中入職不夠一年的 Ling。

「Ann 姐，你都係 Night？有你們這些資深護士領着我這些新人，我就沒有那麼緊張了。始終晚上人手少些，如果遇到疑難雜症，有時都有些怯。」

Ann 用鼓勵的眼神望着 Ling，説：「你們雖然資歷尚淺，但經過今年三、四月疫情高峰期的大考驗，你們都已經做得有板有眼，不用太擔心。」

中毒陷阱一：RAT 測試溶液

「不過近日真係有些意想不到的病症呀！前幾日有個伯伯來急症室，按着右眼叫痛，你知這件事嗎？」Ling 望着 Ann 等她回應。

「你説的，一定是那位誤用了快速抗原測試包（RAT）[1] 中原本用來放入採樣棒的測試溶液當作眼藥水的伯伯吧！」Ann 用肯定的語調回答。

「點解伯伯會那麼不小心呢？」Ling 搔搔頭皮。

「這些新式的醫療用品，雖然購買和使用都很方便，但對長者來説，有時都會覺得混淆，一不小心使用，原本有助防疫的工具都可以傷身，始終這種溶液都有毒性。幸好，伯伯治療後已沒有大礙。」

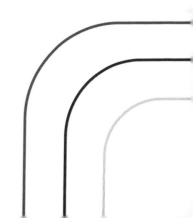

⬇ 快速抗原測試包中的溶液曾被年長病人跟眼藥水混淆。

註釋

1 許多檢測試劑含有化學防腐劑的溶液，例如疊氮化鈉和 ProClin 防腐劑，如果人體攝入，尤其是兒童和寵物，將帶來危險。

中毒陷阱二：包裝吸引的電子煙油

這時一位醫生推門進入休息室，手裏拿着一個小瓶若有所思。

「林醫生，今晚你當值？」Ann 跟共事多年的「戰友」打個招呼。

「Hi Ann，我現在下班了。」林醫生望一望 Ling，便揚起手上的小瓶問：「我在走廊見到這個，出面同事說不是他們的，是不是你們遺失的？」

Ling 端詳了一會說：「不是我的，這個小瓶的圖案有荔枝，是荔枝味的濃縮果汁嗎？不過似乎容量太小，究竟是甚麼來的，香水嗎？」

Ann 瞪了林醫生一眼說：「我那麼注重健康，這個東西怎會是我的？阿 Ling 甚至不知道是甚麼東西，當然和我們無關。」

「Ann 就見多識廣，Ling 這個可愛有荔枝圖案的小瓶，如果誤服，分分鐘變『攞你命3000』！」林醫生用恫嚇的眼神望 Ling，接着說：「這枝看似可愛的小瓶，其實是電子煙油[2]補充裝。因為包裝吸引可愛，曾經有小朋友在家中拿來飲用。」

「小朋友後來怎樣？」Ling 憂心忡忡的說。

「那個小朋友經治療後已康復出院，但他應該會對香煙等產品很有戒心，因為入院時見他非常辛苦，又嘔吐又腹瀉，檢查時還發現他有心悸及呼吸急促等徵狀。在外國的醫學文獻中曾記載有幼兒因此死亡，始終電子煙油含高濃度尼古丁，嚴重中毒時會引致抽搐及心律不整，數分鐘至 1 小時內可奪命。」林醫生語重心長地說。

「這小瓶原來跟毒藥差不多，我會告訴那些對電子煙躍躍欲試的朋友，希望他們在嘗試之前想清楚。」Ling 充滿使命感地宣告。

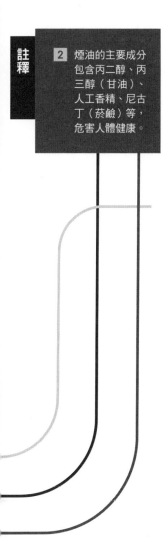

註釋

2　煙油的主要成分
包含丙二醇、丙
三醇（甘油）、
人工香精、尼古
丁（菸鹼）等，
危害人體健康。

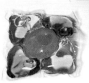

色彩繽紛又香噴噴的
家居清潔用品容易被
小朋友誤當糖果服食。

中毒陷阱三：
色彩繽紛又香噴噴的家居清潔用品

「我這些有小朋友的家長真是不敢疏忽。前陣子家中外傭
到超市購買日用品，回家時發現家中毛孩 Teddy 撒了泡
尿，於是趕忙清潔。怎知 4 歲的恩恩不知怎的從環保袋
中弄開了洗衣球盒子，拿着一顆準備放進口中，幸好我剛
從廚房出來看到，才避免了要帶恩恩來急症室的危機。」
Ann 猶有餘悸的說着。

「家居日用品引致中毒個案真是時有發生，除了這類顏色
艷麗的洗衣球外，香噴噴及似啫喱的潔廁凝膠，曾經也有
小朋友當成糖果來吃。這些清潔消毒用品含有刺激性物
質，誤服後果可以很嚴重。」林醫生補充說。

「我聽前輩講過有一個小朋友曾經在媽媽的手袋中拿了一
瓶製作手飾用、含有山埃的電鍍水飲用，醫生馬上為小朋
友注射解藥，但留醫 3 個月後仍終告不治。」Ling 說。

Ann 接着說：「做父母或監護人真是責任重大，一些日常
用品或我們大人以為沒有威脅性的東西，在小朋友好奇心
下，很可能成為傷害他們的毒物，我們真的要好好存放不
宜讓孩子接觸的物品，同時也可訓練孩子幫忙做家務，讓
他們認識哪些是清潔用品，不會和食品混淆，一舉兩得。」

香港中毒諮詢中心 ──
培養急症室的「黃藥師」

「林醫生，我記得你是我們急症室其中一位有毒理科專科資格的醫生。」Ann 説。

「Ann，你真係好記性。我考取了急症專科資格後，對毒理科都好有興趣，所以到位於基督教聯合醫院的**香港中毒諮詢中心**[3] 受訓。我在 2016 年**臨床毒理專科**成立的同年，獲得了臨床毒理專科的資格，我還是第一批取得這專科資格的醫生。」林醫生顯得有點沾沾自喜。

「我們急症室有個毒理專家真係好，萬一遇到奇怪的中毒個案，也有專家幫手。」Ling 喜孜孜的説。

林醫生又説：「香港中毒諮詢中心到今年 2022 年已成立了 17 年，他們開辦了證書課程、文憑課程及專科資格課程，已經有逾 1,000 名醫生受訓，當中有幾百位醫生已獲得證書或文憑，更有 28 位醫生得到專科資格。所以全港每間公立醫院急症室裏，必有受過毒理訓練的醫生當值。」

⬇ 第一屆臨床毒理學院士頒授儀式。

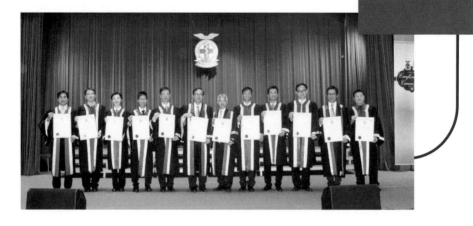

註釋

3 香港中毒諮詢中心成立於 2005 年。中心為本港所有醫護人員提供臨床毒理學的中毒資訊和處理的電話諮詢服務。中心設於基督教聯合醫院，同時亦為該院提供住院和門診的毒理學服務。

Ann 説：「據我所知，中毒諮詢中心是 24 小時運作，全年無休。即使有些很罕見的病例或棘手的個案，都有強大後盾支援。」

「Ann，你真不愧是急症室天地線。」林醫生繼續説：「中毒諮詢中心還常備一些特別的解毒劑，為有需要的個案提供所需。」

「林醫生，每年急症室會治療多少中毒病人？」Ling 好奇地問。

「唔，每年平均大約有 4 千多宗因中毒到急症室求診的個案，絕大部分都能康復，當然亦有些情況後果非常嚴重，在過去 10 年都曾經有死亡個案。」

「剛才提及過家居用品都可以引致中毒，其實還有甚麼日常用品可以致命？」Ling 問。

「有一樣家庭常見、又細小的東西，真是要小心處理。」林醫生説：「就是像圓形餅仔的電池，如果幼兒誤吞，真是非常危險，可灼穿食道、腸道和主動脈，引致內出血。據統計，每 6 個中毒求診的病人，就有 1 個是兒童，所以家長真的要小心存放物品。」

「林醫生，唔阻你放工了，拜拜。Ling，輪到我哋開工，一會有需要就搵我幫手，最緊要定。」Ann 笑着拍拍 Ling 肩膊。

「Ann 姐，收到！」Ling 懷着信心推開休息室的門。

高壓氧治療

歐陽君亮醫生

伊利沙伯醫院急症室顧問醫生，曾到澳洲悉尼的威爾斯醫院深造高壓氧醫學，獲得潛水及高壓氧醫學文憑。歐陽醫生曾獲委任為醫管局總部服務經理，協助醫管局高壓氧服務計劃。歐陽醫生熱愛潛水，現任香港急症科醫學院高壓氧治療醫學小組委員會主席。

相信不少市民都聽過「**高壓氧**」治療。其實甚麼是高壓氧？它又有甚麼治療作用呢？

顧名思義，高壓氧就是在高壓下對病者施以氧氣，亦即病人在**高壓艙**內，透過特製的面罩吸入純氧。高壓艙內的壓力一般比大氣壓力高兩至三倍，有如在 20 至 30 米深的水壓。如此，病人的血液及各個器官的氧氣含量會倍升，亦是如此高濃度的氧氣發揮了獨特的治療作用。

高壓氧治療能使用在哪些病症上？

能夠以高壓氧治療的疾病可以分為急症和慢性病兩類。急症主要包括減壓症（俗稱潛水伏病）、一氧化碳中毒、腦動脈空氣栓塞、視網膜中央動脈阻塞、突發性感覺神經性聽力喪失、壞死性軟組織感染及氣性壞疽等等。慢性病主要包括糖尿病足潰瘍和放射性骨壞死等。療程多少取決於疾病種類，急症患者需要數個療程；然而慢性病患者可能需要 30 至 40 節以上療程。根據**美國海底與高壓氧醫學會** [1]（UHMS），高壓氧現時可治療的病症共有 14 種。雖然高壓氧治療可以治療多種疾病，但仍然沒有足夠的臨床證據顯示它對治療腦中風、自閉症、老人癡呆等有療效。

註釋

[1] Undersea and Hyperbaric Medical Society（UHMS）為美國歷史最悠久，以推廣海底與高壓氧醫學為宗旨的學會，約有來自 50 個國家共 2400 名會員。

醫院內的「短途飛機旅程」

也許你會擔心高壓艙內的環境，是否適合病人逗留？跟舊式的高壓艙不同，在現代的高壓艙裏，病人不會再覺得自己被困在一個金屬貨箱裏。醫院的高壓艙通常設計得像醫療室一樣，裏面除了寬敞，通常還設有電視機以供娛樂。在治療期間，艙內會有護士照顧病人的需要，而艙外則有醫生、護士和技術人員統籌支援。一般來說，一節療程約 2 至 3 小時。實際上，接受一節高壓氧治療與一次短途飛機旅程非常相似：你需要辦理登機手續，有一個為你分配的座位，你能體驗耳鼓的感覺，還會有空姐來為你服務呢，哈哈！不同的是，在這次「高壓氧旅程」後，病人獲得了臨床治療。

高壓艙內易燃易爆炸

不過，每位「乘客」必須注意，高壓艙內有高濃度氧氣，為了把火警和爆炸的風險降到最低，手提電話、打火機、化妝品等易燃物品，均不能帶進高壓艙！大家千萬不要忽視高壓艙內的火警風險，在 1997 年意大利就發生過暖手器導致高壓艙爆炸，造成 11 人死亡的悲劇。病人和醫護人員進入高壓艙時亦因此需穿純棉衣服，以防止靜電產生的火花。

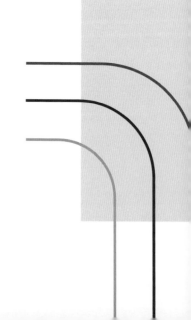

醫療小知識

高壓氧治療的使用情況

多年來，高壓氧治療已在許多國家被廣泛使用。在香港，早年在昂船洲雖然已設置高壓艙，但是它主要被用作消防潛水隊的培訓，而不是作為醫療用途，所以內部的設備較為簡單。香港第一間為醫療用途而設的高壓氧中心於 2018 年在香港東區醫院啟用，為有需要的病人提供高壓氧治療。第二間高壓氧中心預計將於 2026 年在啟德新醫院投入服務。期望高壓醫學在不久的將來可以成為香港急症科醫學院的亞專科之一，培訓更多本地的高壓氧專家，造福社群。

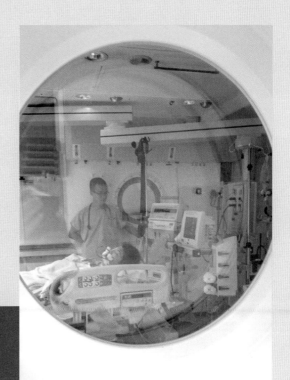

➡ 高壓氣艙的視窗，讓艙外的職員能夠了解艙內的即時實況。

「視像聽筒」

李家慶醫生

聯合醫院急症室顧問醫生，同時為香港急症科醫學院超聲波小組委員會的副主席。有多年使用急症超聲波的經驗。他曾在香港或國外多個不同研討會或課程教授急症超聲波的使用技巧及學術交流。對於這個課題有着深厚的認識！

這是公立醫院急症部門恆常的一天，四周是如常那麼的「熱鬧」！

每一個角落都充滿着人，很多都是求診的病人，不論男女，年長年幼；陪着病人的家屬或陪診人士；急救接送病人的救護人員；當然不少得急症部門的一眾職員：醫生、護士、健康助理、支援職系、文職人員……人流多得不能盡數！

很自然地，空間中少不了來自四方八面的聲音：

「婆婆甚麼事？」護士問道。

「婆婆頭暈。」救護員答道。

「係 11 號房過床吧！」護士回道。

「那一位伯伯呢，佢有甚麼唔舒服？」護士又問道。

「伯伯今日突然間肚痛。」另一位救護員答道。

「安排伯伯入 13 號房吧！」護士回應。

未來得及安頓好，救護員又送來了一位懷孕女士。

「這位女士呢？」護士問。

「這位懷孕女士今早開始有見紅（即是下身出血）的情況。」救護員回答。

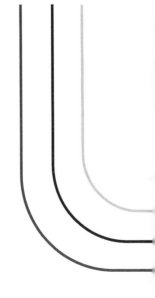

「帶這位女士入 16 號房吧！」護士道。

突然，11 號房護士叫道：「婆婆唔醒，快 D 推入『R 房』（即急救房）！」

只見一瞬間來了好幾位同事，急步將躺臥在輪床的婆婆送到「R 房」。

瞬間萬變的急症部門及急症病人

「婆婆沒有呼吸，要立刻幫病人『插喉』（即插入氣管內管）！」急救房內副顧問醫生說道。

這位副顧問醫生是當刻急救房內的「司令」，主導了整個急救過程及病人的治療方向，很多時候要兼顧到每一個細節。他的責任非常重大，依賴着他精確的判斷、團隊的急救技巧和合作無間的精神，把無數病人從鬼門關拉回來！

經這位「司令」一聲號令，整個急救房間內的每一雙眼及每一對手都清晰的朝着同一目標進發，一點都沒有、亦不能有半點怠慢。

「插喉成功，將喉管固定，同時安排胸部 X 光確認喉管位置！」副顧問醫生用着清晰且堅定的聲音說，並成功穩住了婆婆的氣道及呼吸。

正當大家都以為能稍稍鬆一口氣時，一位護士放聲說道：「病人的血壓低，上壓 60、下壓 30、心跳 60。」

「進行靜脈注射 250 毫升生理鹽水（Normal saline 250ml full rate.）」副顧問醫生又作出了指示，同一時間安排了一系列的檢查。

「到底婆婆發生了甚麼事呢？！」此刻副顧問醫生與一眾同事心裏都想着同一個問題。

「現在要為病人進行超聲波檢查，請把超聲波儀器給我。」副顧問醫生說道。

「視像聽筒」協助診斷心臟病

此刻是這位「急症科醫生」好幫手出動的時候。它尤如醫生的「視像聽筒」，給了醫生們一對「透視眼睛」。直接窺探病人的內臟器官、系統，大大增加了醫生診症的準確性。甚至可以幫助醫生進行**介入性治療**！

話沒有說完多久，Ultrasound Probe（**超聲波探頭**）已被送到副顧問醫生的手上。沒有半點猶豫，同時滿帶着信心，副顧問醫生右手握着塗上了 Ultrasound Gel（**超聲波導電凝膠**，用以幫助超聲波傳導）的 Ultrasound Probe 放到了婆婆的身上，左手純熟地在超聲波主機的按鈕上調校着。

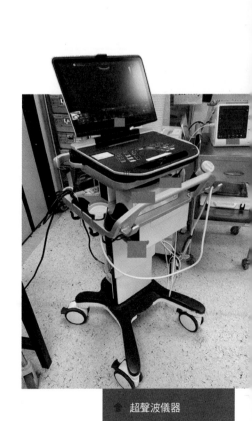

超聲波儀器

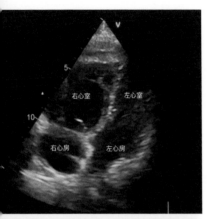

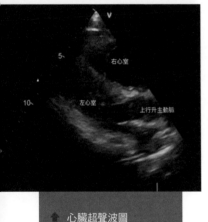

⬆ 心臟超聲波圖

當時副顧問醫生用上了「RUSH」（Rapid Ultrasound for Shock and Hypotension）Protocol，即一個用來快速斷定低血壓病人病因的超聲波檢查流程。這個流程針對身體能夠引致低血壓的不同器官或結構進行快速窺探：包括 Pump（人體的泵，即心臟）、Tank（能儲血之容器，例如胸腔、腹腔）、Pipes（管道，即血管，包括主要的動脈及靜脈）。

副顧問醫生用老練純熟的手法在婆婆身上不同位置用超聲波探頭窺探着。沒多久便找到了問題的元兇！

「病人的右心室擴大了，且心室收縮時，室間隔有着反向移動！」副顧問醫生說道！

這個情況代表着右邊心臟壓力過高，急性情況下通常是**肺部主動脈栓塞**。

「立刻通知心臟科醫生及介入性放射治療部醫生，作進一步共診，並計劃安排介入治療將栓塞血管打通！」。經過一輪急救，大家為婆婆安排了一系列適切及深入的治療。

「禍不單行」，急症部門的常態？！

還來不及把那個危重病情的婆婆安頓下來，那一位緊隨着這位婆婆進入急症室的伯伯，他的腹痛情況嚴重加劇了！

另一位急症科醫生正為這位伯伯診治中。

「伯伯，你何時開始痛，哪裏痛和怎麼痛啊？」可是伯伯已經痛得說不出話了。

「視像聽筒」協助診斷腹部主動脈病變

主診醫生只好直接給伯伯進行檢查。只見病人的腹部隆起，無論按壓哪一處，病人都表現出疼痛表情及蒼白的面色。這時，主診醫生亦二話不說，除了指示護士「打黃豆」（放置靜脈注射小管）、抽血檢查及注射止痛針藥外，一手便拿來了超聲波儀器為伯伯進行檢查。

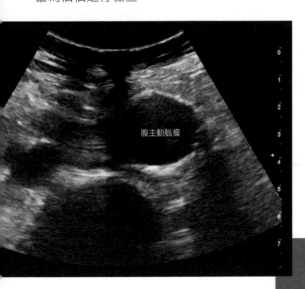

腹主動脈瘤

不需多久，病因已呈現在超聲波儀器屏幕上！原來伯伯的腹部主動脈出現了病變，形成了主動脈瘤。這不是腫瘤，而是主動脈直徑擴大了！一旦破裂便會導致內出血及嚴重疼痛。該併發症死亡率極高。主診醫生立刻聯絡外科醫生會診，計劃及安排進一步治療，包括手術治療。

◄ 腹部超聲波

母子平安的那份喜悅

此時，那位身懷六甲有「見紅」現象的女士亦正由另一位急症科醫生診治中。

遠看只見懷孕女士兩眼泛紅，滿眶含着淚水。不難看見她心裏的那份焦急及擔憂。她專心地聽着醫生的每一個問題以及認真的回答着。原來這是她第一胎懷孕，今天剛踏進懷孕第七週。在她工作期間突然發現下身有出血現象，把她嚇得魂不附體，連忙召喚救護車把她送到急症來。

她懷孕期間一向很小心，亦沒有甚麼碰撞情況。她心裏很是糾結，自責是不是有甚麼地方自己做得不足或不對，影響了胎兒？

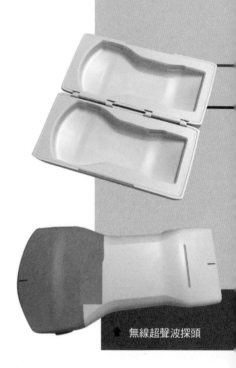

無線超聲波探頭

「視像聽筒」協助檢查胎兒

此時主診醫生已不知不覺間把超聲波探頭放到了孕婦的肚皮上。

孕婦與主診醫生的視線一致地注視超聲波儀器屏幕上。只看見黑白灰色的圖案在屏幕上晃動着，雖然看不出一點頭緒，但孕婦仍然是目不轉睛地盯着那個超聲波影像。

主診醫生認真地用超聲波儀器探索了一會，最後把頭轉過來，輕輕的道：「胎盤的位置正常地在

子宮內，沒有宮外孕及其他明顯的併發症。臨床情況係作小產現象，這個情況在孕婦懷孕早期並不罕見，大部分會自然停止，只有小部分會出現其他併發症。」

看到主診醫生面露寬容、不急不忙，懷孕女士心情稍稍放鬆了一些。

雖然仍有一點擔心，但心裏的不安已大大的減少了。主診醫生為女士安排轉介婦產科覆診，並叮囑女士留意有甚麼變化或需要，便回來急症室。孕婦道謝後，帶着放輕的步伐回家去了！

醫學科技日新月異，現時已有各式各樣，不同大小、樣式的超聲波儀器面世。它們的功能及影像質素比以往大大的提升了，形容它們為醫生的左右手也絕不過分。於瞬間萬變、分秒必爭的急症部門，更是大派用場，輔助了不少醫生，造福了不少病人！

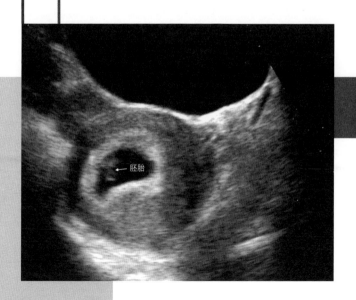

婦科超聲波

胚胎

急症病房？
急症科病房？

黎靖匡醫生

急症科專科醫生，專責在聯網內
回顧及提高急症病房服務及有關
培訓。他亦是香港急症科醫學院
延展治療小組委員會主席，致力
透過不同學術會議，推廣急症科
延展治療在香港的發展。

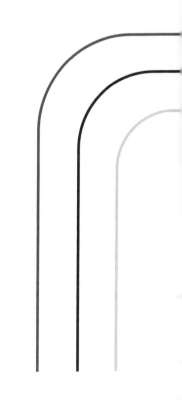

「伯，你的各項檢查大致正常。頭暈現在有好一點嗎？」急症室陳醫生對一位年長病人說。

「陳醫生，謝謝你。我已經舒服多了，現在只有輕微暈眩，應該可以出院回家吧？」那位病人答道。

「醫生醫生，我爸一向獨居，我也是今天碰巧探望他才發現他不舒服，現在就讓他回家，會有危險嗎？」病人的女兒忐忑不安地說。

「伯伯，你的症狀未完全消退，而且又是獨居，就這樣出院，我放心不下。我建議你入住我們的急症科病房觀察一兩天，專職醫療的同事們亦可趁機為你評估，計劃一下出院安排。」陳醫生回答說。

急症科病房，不是病房那麼簡單

從第一間急症科病房發展至今已差不多 20 年，一直以來急症科病房在急症部都擔當非常重要的角色。它能給予醫護人員更長時間為病人作出更準確的診斷，針對急症病患作出治療及醫療程序，同時間它亦扮演樞紐的角色，與不同專科、不同團隊合作，提供更全面的服務，包括會診、復康治療及心理支援，也為病人出院後的日常生活做好準備。

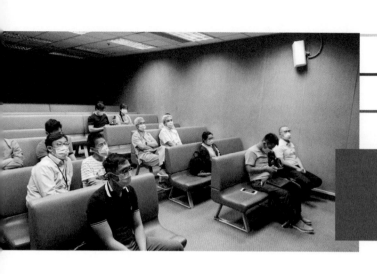

定期舉辦跨聯
網學術討論及
分享會議

以往急症科病房主要着重服務，目的為紓緩急症室擠迫
情況，以及分擔其他病房的壓力及騰出更多病床。直
至近年來才透過撰寫指引、醫護人手培訓、回顧服務
指標，從而提高服務質素。隨着急症科專科發展，很多
不同疾病及創傷情況都可由急症科醫護一手處理，而急
症病房的病例也變得更廣泛，治療及處理也變得更有深
度。而一些醫院的急症病房更會專注處理某些特別病
例，例如毒理科、精神科、老人科等。有見及此，一群
急症科專科醫生合力組織了**急症科延展治療小組委員
會**，一起研究怎樣發展這個分科，從而提高急症病房內
的服務水平及培育更專業的醫護人員。

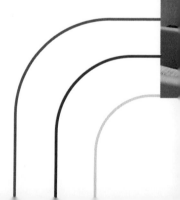

急症科延展治療
委員會會定期舉
辦訓練課程及工
作坊給醫護人員

急症科延展治療小組委員會：
宏觀大局的角色

急症科延展治療小組委員會不只鑽研各病例的治療方
案，同時亦宏觀地探討急症科病房在急症科內甚至醫院
內擔當的角色，深入分析病房獨特的環境，服務模式，
醫療設備，醫護人手安排及培訓。

小組委員會是由各急症部專責急症病科房服務的醫生組成，我們會定時進行會議商討有關急症病房內的各事宜。我們也會定時舉行跨部門、跨聯網的會議，內容包括介紹各急症科病房的服務模式、特別服務及個案分享。委員會成員也會定時到不同的急症科病房參觀及汲取不同病房的經驗，互相學習，一起提高服務水平。我們也曾舉辦一些工作坊給醫護人員，集中討論及研究與急症科延展治療有關的課題。

在未來的日子中，我們希望可以繼續提倡急症科病房服務在整個醫療系統的重要性，並持續改善病房內的硬件及軟件以提高服務質素。除了服務以外，我們也希望透過委員會各種活動，提高大家對發展急症科延展治療的關注。我們也計畫在急症科醫生培訓及評估中加入更多急症科病房的元素，期望每一位急症科專科醫生也能夠掌握與急症科延展治療有關的知識及技能。

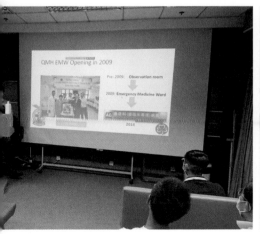

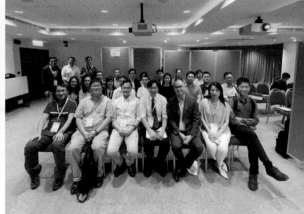

急症「小兒」科

何文錦醫生

急症科專科醫生，服務急症室超
過 20 年，亦為美國心臟協會小兒
高級生命支援術主任導師。因早
期曾受訓於小兒科，因此對兒科
急診特別感興趣。

到 急症室求診的病人當中，兒科病人的比例並不少。求診人數一般都是整體求診人次的第三或四位。

小兒急症與其他專科診症「大不同」

兒科病人無論在病癥、病狀、疾病類別、病理以至診治方法跟成人均完全不同，針對兒科病人的問症技巧更是跟成人有天淵之別。相信大家一定看過小孩在急症室候診時本來好好的，當被叫名進入診症室時就突然面色大變、放聲大叫、大哭。其實這些反應對於學步的小孩來說是正常不過的，小孩天生會對陌生人感到焦慮及害怕，看醫生就尤其嚴重。所以對於小兒急症來說，除了兒科知識外，首要的技巧就是要懂得如何安撫你面前的小朋友並與其溝通。

醫療小知識

小兒急症科也是亞專科

在一些亞洲國家如澳洲、新加坡，小兒急症是在急症科中其中一門亞專科（Sub-speciality）。急症科醫生在取得專科醫生資格後，再要經過額外的培訓以及通過考核後，才可以成為一位小兒急症科醫生。在新加坡以至香港鄰近的澳門，小兒急診甚至是與成人急診分開的。然而在香港急症科的發展當中，暫時未有小兒急症科亞專科的培訓。但在現有的急症科培訓之中，對於小兒急症的治理是其中一項必須要接受的訓練。

小朋友生病看急症，稱不上「濫用」

香港的急症室很多時與「濫用」及「等得耐」這些詞語牽上關聯，小兒急症病人亦不例外。我個人認為「濫用」及「等得耐」是兩種大不同且複雜的歷史問題，不是在這裏可以一言兩語辯解；但我個人認為「濫用」二字對於小兒急症病人來說未免有點太過。當家長發現小孩病了，最着緊的就是小朋友得到最快及最適切的診治，因為小朋友的病況可以轉變及惡化得很快。在香港的醫療體系中，到急症室求診可說是最快捷的途徑。政府的**兒科專科門診**是需要轉介及預約的，並沒有步入即睇（walk in）的安排[1]，而私家兒科醫生或家庭科醫生的診症亦只局限於辦公時間內。試想當父母下班後發覺兒子病了，例如發燒到攝氏 40 度，那種焦急及擔心是可想而知，而在這一刻最快看到醫生的途徑就是到急症室；所以在急症室有一個現象，就是在半夜三更的時候，兒科急症求診的比例是相對多的。

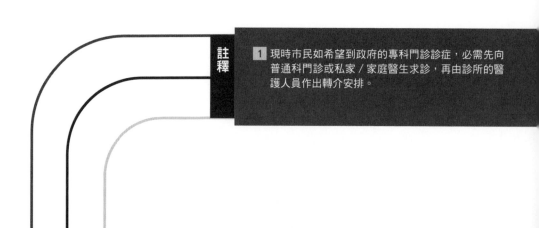

註釋

1　現時市民如希望到政府的專科門診診症，必需先向普通科門診或私家／家庭醫生求診，再由診所的醫護人員作出轉介安排。

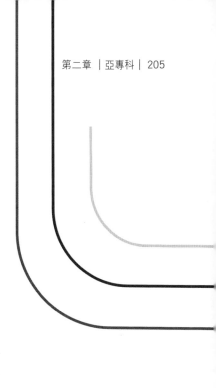

兒科病人分流時等級會自然調高

對於「等得耐」這個現象，作為急症室醫生真的
有點無奈。醫生當然希望所有求診的病人都盡快
得到診治，但礙於人手不足及求診者眾的供求失
衡狀況下，唯有根據病人的病況而作出先後緩
急的取捨安排，亦即是大家熟悉的急症室分流制
度。在急症室分流的同事都是較有經驗的醫護，
部門亦有相關的指引供醫護參考。很多時醫護
對於兒科病人的分流都是較寬鬆及會向上調高
等級，即我們術語叫「Cat（Category）高」一
些，務求讓小朋友能盡快看到醫生，得到相關的
診治。

急症科醫生：兒科知識面面通

相比起兒科醫生，急症科醫生對於所有的兒科急
症都要有全面的認識，亦要懂得如何診治。因兒
科急症並不局限於小兒內科，其他如小兒骨科、
小兒外科、小兒眼科、小兒耳鼻喉科，甚至皮膚
科的病例都經常在急症室遇上。在眾多急症室遇
到的兒科病例當中，重中之重，莫過於搶救心臟
驟停的兒科病人。即是替兒科病人進行**心肺復
蘇法**（CPR-Cardio Pulmonary Resuscitation），
急症室的術語稱**「搓仔」**。曾幾何時看到一位正
哭着的家長，抱住兒子衝入急症室，大叫醫護看

看其小孩，小孩沒有反應。醫護看後二話不說便接過小孩，一面衝入 R（Resuscitation）房，一面大叫「小朋友 CPR！」其他醫護亦第一時間衝入去幫手急救，這絕對不是戲劇橋段。「搓仔」對急症室醫護來說，可說是最不想遇到的情況。尤其對於一些沒有兒科專科的急症醫院來說，一切的重任便落在急症室醫護的身上。還記得若干年前的「雙非」[2] 年代，本人服務的急症室並沒有婦科和兒科，不少的孕婦到臨盆一刻才到急症室。急症室醫護便充當了助產及兒科的工作，替孕婦在急症室接生及搶救剛出世的嬰兒。當時我們的急症醫護團隊曾經搶救一名不足月並體重不足 1 公斤的初生嬰兒。

「搓仔」總不想「搓輸」

CPR 對於急症室醫生一點都不陌生，這是最基本要懂的技巧。因我們絕對明白小生命的寶貴，所以在「搓仔」的時候，都盡百分之二百的努力，用盡可行的方法及藥物去搶救，大家最不想看到搶救失敗，即術語稱「搓輸」。當搶救成功，小朋友回復心跳，真是如釋重擔。可是世事總會未如人願，「搓贏」不是必然的。當醫生宣告「搓輸」，stop CPR（停止搶救），這一刻整個 R 房頓時變得死

註釋

2 雙非，指父母雙方並非香港居民的情況。而雙非人士在港誕下的孩子，由於莊豐源一案的結果，這些在香港出生的嬰兒，均會自動獲得居港權，是為雙非嬰兒。

寂！因接下來將要面對下一個更艱鉅的工作，就是要向 R 房外正在焦急
等待的家人宣告這壞消息。即使是經驗豐富、身經百戰的急症室醫生，
也感覺最艱鉅的挑戰莫過於此。

小兒問診困難多

除了搶救外，每天在急症室看到的兒科病例可説是包羅萬有，有小兒內
科、創傷、外科、骨科、耳鼻喉科、眼科甚至皮膚科等，亦有常見及罕
見的病例。急症科醫生的職責在於盡量診斷出其病因，根據其病情決定
其治療方案。説就好像輕而易舉，但實際在小兒急診中這絕對不是一件
容易的事。在病史及病狀上，因小兒往往不懂表達，對嬰兒來説可能唯
一的病癥就只有哭聲，所以家長的觀察及描述是非常重要。而小兒急診
的其中一個要點，就是要相信父母的描述，即使只是簡單的哭聲，父母
亦能分辨得到正常與否。在了解臨床症狀後，便要替小朋友檢查，看其
維生指標及臨床體癥。這亦不是一件容易的事。小孩會害怕醫生，醫生
一拿聽筒嘗試聽診，小孩就會放聲大哭，醫生可取得的體癥數據一定大
打折扣。然而即使能完成臨床檢查，亦未必能輕易的找出病因。

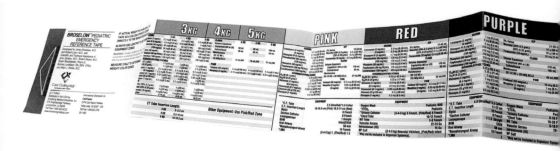

小兒發燒絕不能輕視

就以小兒發燒這個常見不過的情況為例。父母擔心的常然是為甚麼用了退燒藥仍然不退燒？甚麼原因發燒？會不會燒壞腦？但醫生的着眼點是除了發燒外，有沒有任何不正常的臨床體癥，精神狀況是否正常，其餘的維生指標有沒有大問題。針對小孩的診斷，除了是很大機會因有感染而引致發燒外，其感染源頭、感染類別、甚麼感染等問題，未必能單憑臨床病癥及體癥可以找到答案。即使是最常遇到的發燒問題，亦未必能輕易找出病因。急症科醫生只可列出針對這個案的一些鑑別診斷，如病毒感染、玫瑰疹、尿道發炎，甚至中了新冠肺炎等等。

小兒診症關鍵的「ABC」

診斷出小兒的病因固然需要，但診斷其病況的緊急性及嚴重性亦極其重要。要知小朋友的病況可以轉變得很快，假若急症科醫生在這方面判斷出錯，其引致的後果可能相當嚴重。**美國兒科高級生命支援課程**（PALS）提供了一個有效快捷及簡單的初步評估技巧，用以協助診斷小兒會否有呼吸窘迫、呼吸衰竭及休克的風險。只須透過觀察小兒的「ABC」，即**外觀**（Appearance）、**呼吸功**（work of Breathing）及**血液**

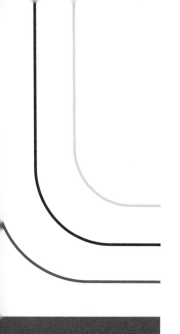

循環（Circulation），簡單來說外觀是指小兒是否有「病的模樣」。這點相信父母一定不難察覺。當然醫生亦可透過較客觀的觀察，如是否手舞足蹈、活潑與否、哭時可否被安撫、眼神及哭泣聲等作參考。而呼吸功是指觀察小朋友呼吸時是否急促且用力，正常的呼吸是平和及不易察覺；所以當察覺到小朋友的呼吸急促及用力時，這已是不正常了。最後的血液循環是指面色或出血。當 ABC 三項中任何一項出現異常，就代表小兒有呼吸窘迫、呼吸衰竭及休克的風險，病況緊急，需要立刻檢查及治療。而愈多項出現異常，風險可能就愈大。

◀ 兒科急救尺（Broselow Tape）：根據小兒身長估算出體重，按列表所示選用各種急救用藥劑量，輸液量、電去顫功率，以至氣管插管深度等。

歲數也是小兒診症的關鍵

除了套用小兒 ABC 外，一個詳細的現在及過往病史與仔細的臨床體徵檢查當然不可或缺。小孩的歲數亦是其中一個重要的考慮因數。一般愈年幼的小孩，即使初時病況輕微，其惡化的風險亦相對較高，因此亦需要及早介入治理。以發燒的小孩為例，假若是一位 1 個月大的嬰兒發燒，即使病狀、體徵及各項的維生指標均正常，亦需立刻安排入院檢查及治療；但如同樣發燒的情況發生在一位 10 歲的小朋友身上，則可考慮定時服用退燒藥並繼續在家觀察。假若小孩有**高熱驚厥**的病史，情況就大大不同，他的病況亦要緊急治理，盡快找出病因及控制體溫，以減低其高熱驚厥抽筋的風險。

換一個病例如常見的小兒咳嗽，可以是平常不過的傷風咳嗽，但假若咳嗽的聲響似吠聲，那可能是**嘶吼症**[3]，如咳嗽時有喘息的呼吸音，那便可能是**急性氣管炎**，而如果再加上有發燒，便可能是**急性流感**或**肺炎**。急症室醫生在診斷時亦要特別留意有否**急性呼吸窘迫**的風險，給予相關的緊急治療。

使小兒穩定地檢查大有學問

對於一些相對穩定的兒科病人，急症室醫生亦需要安排相關的檢查及治理。在處理上亦需要有一套與成人完全不同的技巧，例如有位小朋友因跌倒引致頭部挫傷，受傷後有二次嘔吐，除此之外並沒有其他不適。臨床檢查及所有維生指數皆正常。父母擔心腦部受損及有瘀血是可以理解的，而急症室醫生的責任亦要排除這可能性，因此電腦掃描是需要的。這檢查其實很快捷，數分鐘便可完成，但大部分小朋友都會害怕而不會平靜地躺下做檢查；所以醫生便要用口服藥物令小孩熟睡，才可安排檢查。醫生亦要向父母解釋輻射的風險及此藥物的安全性。又例如針對懷疑尿道發炎，需要留尿液作**快速試紙檢測**的小孩，這數分鐘的檢測，便可能要家長花上幾小時去替小孩留小便。此外，在急症室經常遇到的小孩輕微皮膚撕裂受傷，對急症室醫護及家長的挑戰就更是不

註釋

[3] 嘶哮症亦稱哮吼（Croup），是一種具傳染性的常見兒科疾病，最常出現在 5 歲或以下的兒童身上，秋冬及初春季節（每年 11 月至翌年 4 月）為發病高峰期。嘶哮症是多由病毒，例如副流感病毒及流感病毒所引致。患者最初會出現類似感冒的徵狀，但由於病毒集中患者的主氣管及咽喉位置，所以患者的咽喉腫脹，呼吸受阻，以致出現呼吸困難，呼氣和吸氣時會發出喘鳴聲（Stridor）。

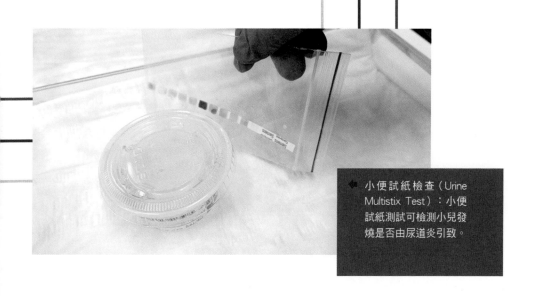

◆ 小便試紙檢查（Urine Multistix Test）：小便試紙測試可檢測小兒發燒是否由尿道炎引致。

可小看。雖然這些局部麻醉的小手術應難不到急症室醫生，但小孩仍會極力掙扎，不停放聲叫哭。對父母及家人來說就更是痛心小孩受苦、心靈受創、是否可考慮全身麻醉，但又擔心全身麻醉的風險、傷口會否康復、會否留下疤痕……因此在照顧兒科病人時，不只是小孩本身，亦要顧及其父母及家人。

懷疑虐兒個案出現，醫生絕不輕視

最後必須一提近期社會極其關注的虐待兒童問題。急症室扮演着其中一個重要的角色。急症室醫護要有高度的警惕性，施襲者會盡量掩飾小孩受傷的原因，對於任何懷疑的個案，急症室醫生都要詳細檢查。這是為了小孩的安全，即使父母或家人反對，急症室醫護亦要立刻轉介個案給有關部門跟進，甚至要請求執法部門及社會福利署的緊急介入協助，所以急症「小兒」科，並不「小兒科」的。

GEM：耆如瑰寶

梁子恒醫生

畢業於香港中文大學醫學院，是
一位急症科專科醫生，曾於閒時
撰寫網誌記錄點滴，並將之結集
出版成書。後有感人口老化為急
症室一大難題，故立志於此。

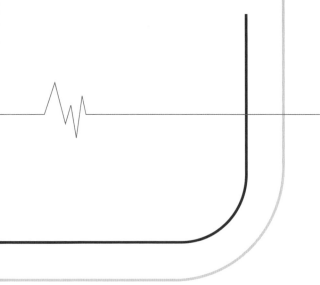

康叔的故事

81 歲的康叔，自從多年前與妻子離異後，便一直住在廟街的一個唐樓單位，過着獨居的生活。他的弟弟每隔一兩星期也會前來探訪，惟他亦年屆古稀，所以有點力有不逮。某個週末下午，弟弟上門發現康叔精神萎靡，虛弱不堪，似乎多天未有進食。於是，弟弟便召救護車把他送來急症室。

康叔可算是隱閉長者：獨居而乏人問津，從未在公立醫院診所覆診，也沒有社會福利機構跟進。弟弟說：「他獨居，我知道他照顧不了自己，但他又牛脾氣，不肯住老人院。我也管不了那麼多，只好由他了。」

我把毛毯掀開，一陣屎尿酸臭味撲鼻而來。康叔全身上下的每一吋皮膚，都被乾硬的死皮和厚繭覆蓋着，我和護士把他扶起來時，那些角質脆殼，有如魚鱗般掉下來。

投身急症的初心

相信每一位投身於急症科的年輕醫生，都曾經有過這樣的憧憬：在急救室內為垂死的病人彎腰跪地插喉、跳上床上施行心外壓、果斷處方強心藥物……威風到不得了。

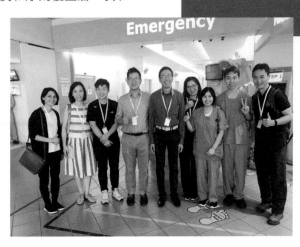

伊利沙伯醫院急症老人科代表團到新加坡陳篤生醫院取經（攝於 2019 年 1 月 22 日）

實不相瞞，25 年前還在唸小學四年級的我，或多或少受到電視劇《妙手仁心》的影響，而選擇急症科。當年教過林保怡演急症室醫生的前輩，閱文至此大概已在竊笑吧！

「衝鋒陷陣，力挽狂瀾」，這大概是我們急症室醫生的固有形象。

當我進入急症科受訓之後，發現急症科醫學院有那麼多不同的小組委員會，恍如劉姥姥進大觀園，頓然覺悟到原來我們這一科可以如此的「花心」。

也許你會問：急症就是急症嘛，為甚麼要和老人科扯上關係呢？而我相信，在急症室工作過的同事，都會同意「急症不異老人，老人不異急症。」大家未必同意用「老人」一詞來形容「65 歲或以上的人」；同樣地，有不少 65 歲或以上的人也不覺得自己是老人——惟篇幅所限，懇請見諒！

香港社會的當前情況

社會人口老化，基本上已經是一個人所共知的不爭事實。

在 25 年前出生的男女嬰兒，分別預期有 77 到 83 歲的壽命；今年出生的嬰兒，更預期可以在這世間多度過 5 個寒暑[1]。

年齡的中位數，由 1997 年的 34 歲[2]，逐漸攀升到 2021 年的 46.3 歲[3]；65 歲或以上人口，由 1996 年佔本港人口 10% 倍增到 2021 年的 20%[4]；至於老人撫養比率，同樣也由 1996 年的 142 倍增到 2021 年的 300[5][6]。

人口數目及年齡結構 [7]　■ 65 歲及以上　□ 15 - 64 歲　■ 0 - 14 歲

	1991	1996	2001	2006	2011	2016	2021
總數	5.67	6.41	6.71	6.86	7.07	7.34	7.41
65 歲及以上	9%	10%	11%	12%	13%	16%	20%
15 - 64 歲	70%	71%	72%	74%	75%	73%	70%
0 - 14 歲	21%	19%	17%	14%	12%	11%	11%

人口（百萬人）

註釋

1　香港政府統計處：《香港人口生命表 2014-2069》，表 34。見 https://www.statistics.gov.hk/pub/B1120016072017XXXXB0100.pdf

2　香港政府統計處：《按區議會分區劃分的人口及住戶統計資料 1997 年版》，摘要統計表乙。見 https://www.censtatd.gov.hk/en/data/stat_report/product/B1130301/att/B11303011997AN97B0100.pdf

3　香港政府統計處：《香港 2021 年人口普查——簡要報告》，表 1.2。見 https://www.censtatd.gov.hk/en/data/stat_report/product/B1120106/att/B11201062021XXXXB01.pdf

4　香港政府統計處：《香港 1996 年中期人口統計 - 簡要報告》表 3。見 https://www.censtatd.gov.hk/en/data/stat_report/product/B1120106/att/B11200851996XXXXC0100.pdf

5　香港政府統計處：《香港 1996 年中期人口統計——簡要報告》表 1.3A、4。見 https://www.censtatd.gov.hk/en/data/stat_report/product/B1120106/att/B11200851996XXXXC0100.pdf

6　香港政府統計處：《香港 2021 年人口普查——主要統計數字》。見 https://www.censtatd.gov.hk/en/data/stat_report/product/B1120107/att/B11201072021XXXXB0100.pdf

7　香港政府統計處：《香港 2021 年人口普查——主要統計數字》。見 https://www.censtatd.gov.hk/en/data/stat_report/product/B1120107/att/B11201072021XXXXB0100.pdf

老人：急症室「常客」

到急症室求診的病人當中，有大約三分之一為 65 歲以上之老人；當中的三分之二，更會被分流為首三類（危殆至緊急）的病人。

一位老人來到急症室，不論其分流類別，入院留醫的機會已經有三分之二；而他們佔所有病床的住院日數剛好過半。

由此可見，老人的而且確是急症科無可避免的一群「特選客戶」。曾經有一位 65 歲的病人走到分流站問護士長：「這邊沒有老人特快優先專隊嗎？」護士長友善地微笑說：「有啊！請您回頭看看，後面這大堂的數十位老人都在排這專隊，您拿着這票排到他們後面就好了。」

⬇ 伊利沙伯醫院的急症老人科團隊（攝於 2021 年 11 月 8 日）

急症科和老人急症科的大不同

以前唸兒科的時候，教授經常說：兒童不是「小
大人」；現在，我也可以說一句：老人不是「大
大人」。

在急症室，我們分秒必爭，十萬火急，走路都快
人一步；但老人來到急症室，因為耳朵不靈光，
聽叫號就要我們叫好幾次，膝頭風濕所累，走路
也慢幾拍，認知退化，說話慢又重複，好像老是
和我們的急性子作對似的。

其次，傳統急症思想是「一人有一個診斷」，診
斷為「尿道炎」就是尿道炎，直接了當；但到了
為老人家看病時，診斷卻可以變成「尿道炎 ——
引致敗血症 —— 休克 —— 併發急性冠心病」！

再者，老人來到急症室的表徵並不明顯，必須要
小心診斷，舉隅如沒有胸痛的急性心肌梗塞，沒
有發燒的敗血症，和沒有跌倒過的骨折，也是時
有發生的！

老人急症科，到底搞甚麼？

那麼，把老人收入老人科留醫，或者轉介老人科
門診就好了，老人又關急症科甚麼事呢？為甚麼
要把別人的工作搶來做？

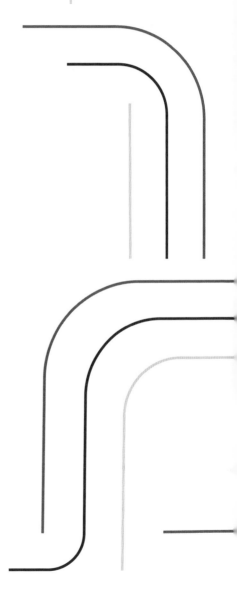

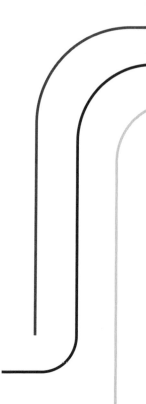

前文提到，老人的入院比率和住院日數，都佔了過半的比重；如是者，醫院的病床供應也會十分緊張，病人因為無法入院而被迫滯留在急症室，造成入院壅塞。

即使是能夠覓得一張床位的老人，也有可能因為住院環境陌生、休息不足、缺乏活動，而造成**譫妄**、**褥瘡**、**深層靜脈血栓**等併發症。

有見及此，老人急症科的宗旨，實為：「為老人度身訂造合適的治療方案，讓其早日出院，在得到社區支援下復康。」

現時，老人急症科有兩大範疇的服務，分別為「**急症室前門**」及「**急症科病房特設老人病床**」，為老人提供醫療支援。

醫療小知識

「急症室前門」

顧名思義，急症室會有一位專責的資深護師，主動接觸似乎有需要社區支援的老人。

這些老人大部分都是緊急或半緊急的病人，因為一些相對輕微的問題而來到急症室，例如是血壓、血糖偏高但無併發症，或者跌到但沒有骨折，又或者因失智症迷路被送來，經檢查後又無大礙的居家老人。

除此之外，分流站的護士或者醫生，當發現一些老人時，也可以轉介給該專責資深護師；同時，老人科和中央護理組的護士，也會來到急症室協助，主動訪問在等候的老人。

我們會詢問老人或其照顧者的背景，評估其行動、認知和自理能力，並就此轉介物理治療師、職業治療師、社康護士或社工等。

當他能夠出院時，便可以獲得恰當的家居支援，從而減低其再次入院的機會。

「急症科病房耆頤病床」

這服務本來叫「Frailty Bed」，直譯「衰弱病床」，感覺有點負面，所以我妄敢強名一個雅稱。

「耆」者老也，「頤」者養也；「耆頤」之義，乃為讓老人家得以休養康復。

當一些老人需要短暫住院，而又需要適切支援時，急症科病房可以提供此「一站式服務」。從前的方式，是由醫生分別照會各個科別，然後各個科別在不同時間評估病人，在牌板上以文字溝通，最後交回醫生定奪。

入住「耆頤病床」後，醫生、主理護士、社康護士、物理治療師和職業治療師會自動自覺地在一天內評估病人，然後在翌日集各家之大成，「三口六面」地共同商討病人的需要和治療方案。

如此，各專業可以即時交流意見，讓老人可以有效率地得到支援，早日出院，在社區復康。

康叔的進展

我在急症室診治過康叔後，安排他入住了我們的耆頤病床。當日卜午，康叔入住耆頤病床後，醫生和主理護士在當晚就見過他，而社康護士、物理治療師和職業治療師則在翌日上午 10 時許就完成評估了。

比起以前要逐個科別尋求會診，耆頤病床的服務模式恰好相反，是各個科別主動盡快接觸病人。

在醫療方面，驗血結果一如所料，康叔嚴重缺水；5 天住院期間，我們向他輸液共 19 公升，以補回缺少的水分。

在護理方面，護士和職工們為他徹徹底底地洗了一次澡，把厚厚的角質死皮去除，換上一套乾淨整齊的衣服。

社康護士和康叔商量，安排送飯服務；但原來之前弟弟也曾為他安排過，因飯菜口味不合，所以兩個月後就退訂了。之後，康叔就自己買菜煮飯。物理治療師發現康叔即使由床轉到椅子上都要兩個人全力攙扶；職業治療師評核其自理分數只有 22 分（滿分為 100），需要旁人較多照顧。

每日上午 11 時，大家都會準時來到康叔床前，討論他的進展。經一番遊說後，最終康叔還是接受到安老院養老。如此，他的留醫時間只不過是短短的 5 日。

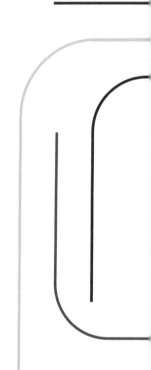

 註釋

8 英國廣播公司新聞，2021 年 10 月 19 日。見 https://www.bbc.com/news/uk-58974656

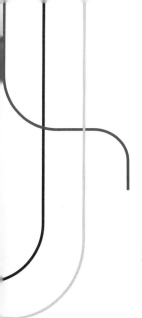

結語：優雅地老去

Geriatric Emergency Medicine，簡稱為 **GEM**，有「寶石」之意。

香港急症科醫學院 25 周年紀念，是為「銀禧」誌慶；50 周年是「金禧」、60 周年是「鑽禧」、而 70 周年是「白金禧」。

在香港，老人的定義為 65 歲或以上，那 65 周年又是甚麼禧呢？

無獨有偶，也不是我穿鑿附會：「藍寶石禧」。

那麼，要如何才能夠**優雅地老去**？

就是得到適切支援、在自己熟悉的環境中、與至親的家人一起，身心康泰地徐徐走過三萬五千日。

這就是我們急症老人科的目標。

就此，容我引用一則讓人會心微笑的小新聞作結。[8]

去年，英國的《耆英》雜誌有意把年度「年度耆英獎」頒給女王，以表彰其一生的成就。

然而，95 歲的女王婉拒，並着侍女回信：「陛下認為，心境有多老，人就有多老。因此，陛下自覺未有資格領受貴獎，祈盼台端能夠找到更佳的得獎者。」

由此可見，優雅地老去的內在秘訣，就是秉持幽默，人老心不老！

護送醫學

黃俊賢醫生

2006 年畢業於香港大學，並在 2014 年取得香港醫學專科學院急症科專科資格。現任職博愛醫院急症室顧問醫生，並兼任新界西聯網質素及安全部副服務總監。現為香港急症科醫學院護送醫學小組委員會主席，並於香港中文大學擔任名譽臨床助理教授。

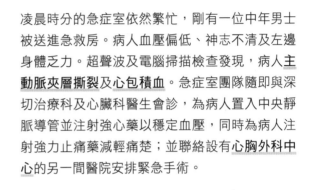

凌晨時分的急症室依然繁忙,剛有一位中年男士被送進急救房。病人血壓偏低、神志不清及左邊身體乏力。超聲波及電腦掃描檢查發現,病人**主動脈夾層撕裂**及**心包積血**。急症室團隊隨即與深切治療科及心臟科醫生會診,為病人置入中央靜脈導管並注射強心藥以穩定血壓,同時為病人注射強力止痛藥減輕痛楚;並聯絡設有<u>心胸外科中心</u>的另一間醫院安排緊急手術。

安全運送危殆病人轉院是大挑戰

由急症室往另一間醫院的心胸外科中心距離 28 公里。如何安全護送一名危殆病人前往是一大挑戰,因為護送途中環境因素及團隊支援有所限制,而病人狀況有隨時轉壞的可能;護送過程會有一定風險。因此急症室團隊需要權衡利弊,及早穩定病情,預視可能出現之併發症,準備充足的藥物儀器,並由資深醫護人員護送;務求盡快運送病人接受手術以提升存活率。

護送團隊沿途密切監察病人維生指數,調校藥物劑量,令病人狀況維持穩定。幸好運送過程一切順利,任務完成。護送團隊回到急症室,繼續治理其他病人……

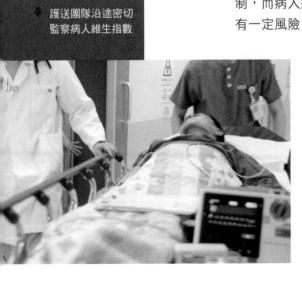

護送團隊沿途密切監察病人維生指數

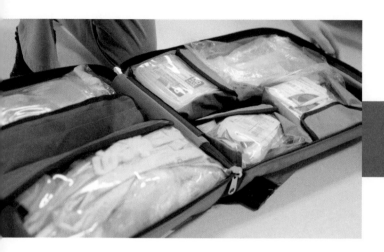

需要準備充足的
藥物儀器

最後病人接受緊急手術,並逐漸康復,出院時可行動自
如,之後需要長期服用降血壓藥及定期覆診。

護送醫學的是醫療中重要一環

護送醫學愈趨重要,是由於現今醫療技術愈趨高端精
細,例如:心臟搭橋手術、器官移植、高壓氧治療、創
傷手術等。危殆病人需要盡快穩定病情,沿途接受密切
監察,然後轉送接受後續治療,以達致最佳治療效果。

早於 1996 年,護送醫學的概念在博愛醫院急症室得到
了應用。與 1994 年的結果相比,創傷病人的意外死亡
率降低了 40%。此重大改善很可能是與病人在轉院運
送之前得到快速和合適的治療穩定病情,又縮短了轉送
時間,以盡快獲得手術等進一步治療有關;有關結果於
1998 年在醫院管理局研討大會中發表。2001 年,長
洲醫院運用護送醫學的概念,將病人從離島運送到市區
醫院。

2001 年 9 月，衛生署與**香港急症醫學會**（HKSEMS）合辦了護送醫學工作坊，為離島區的醫護人員提供訓練。2004 年，在香港急症科醫學院和香港急症醫學會合辦的第三屆**亞洲急診會議**上，在澳洲開發的為期兩天的研討會作為會議前工作坊，吸引了 40 名本地和國際急症科同業參加。之後，香港急症科醫學院定期舉行個案交流會議分享，為急症科醫生提供訓練。

護送醫學專業培訓

自 2019 年起，香港急症科醫學院每年於**醫專賽馬會醫學模擬培訓中心**舉辦護送醫學的模擬訓練課程。訓練內容包括病人運送前的評估、運送準備、心臟支援術、氣道處理、創傷急救、處理感染病人及緊急分娩等。透過資深導師教導及高度像真的模擬教材，提升急症科醫生對護送醫學的技巧掌握及應變能力。

香港急症科醫學院十分重視護送醫學的發展及推廣，於 2021 年**亞洲急症會議**代表演講，並與其他國家的代表交流護送新冠病毒病人的經驗，代表並應邀於香港醫訊發表護送醫學的專題刊物，深化醫生同業對護送醫學的知識。此外，香港急症科醫學院代表分別於香港電台及香港 01 等媒體平台作出分享，以提高市民大眾對護送醫學的認識。

護送醫學的風險評估

根據統計數字，2019 年大約有 56,000 宗轉院個案。

當病人情況不穩定，有機會途中需要醫護人員密切監察及即時提供治療，護送團隊便需要出動，視乎臨床需要，通常由一位護士或一位醫生及一位護士負責。

主診團隊需要權衡運送的潛在得益與風險：運送過程會帶來一定的風險，團隊成員有責任盡量減少任何潛在的風險：及早穩定病情、預示可能出現之併發症、準備充足的藥物儀器，和病人、家屬、病房、救護員作足夠溝通，並由合適的醫護人員護送。運送團隊沿途密切監察病人維生指數，如果病人狀況轉壞會作即時急救支援，調校藥物劑量，以穩定病人狀況，務求盡快運送病人接受進一步治療。

途中潛在的不良事件可分為三大類：

<u>生理惡化</u> —— 包括：呼吸驟停、心跳驟停、血壓驟降、血含氧量驟降、心律失常、神經功能惡化、低溫、活躍的第二產程等。

<u>設備相關問題</u> —— 包括：氣管插管問題、供氧故障、輸液管故障、儀器連接錯誤、儀器電池故障、儀器準備不足等。

<u>系統相關事件</u> —— 包括：溝通問題、環境問題等。

由於運送途中環境因素，例如：空間較為有限，燈光不足、噪音、車輛晃動、剎車都會影響工作，運送途中的人手儀器、藥物等支援比醫院環境較有限制，而病人狀況有隨時轉壞的可能；運送過程會有一定風險。一般而言在運送途中會以密切監察及即時支援為主。如有突發狀況需與本

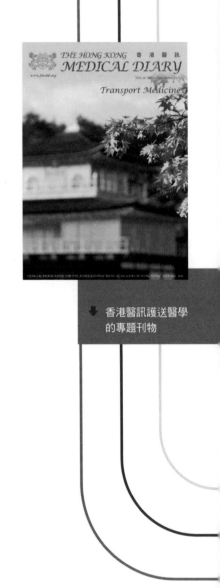

香港醫訊護送醫學的專題刊物

屬接收團隊溝通，例如：臨床狀況轉差需要即時到最近急症室搶救、大塞車，以作適當安排配合。

到達目的地後，護送團隊應向接收團隊進行交接。接收團隊應對患者進行臨床評估，並檢查監測儀器、呼吸機、氧氣、藥物等。期間運送團隊會繼續進行所有必要的治療，例如輸注藥物，直到接收團隊完全準備好。

護送醫學在未來將會越趨重要

隨着病人數目增加、高端治療的集中化及北部大都會、明日大嶼等項目發展，可以預期護送醫學的應用與需求將不斷增加。急症科醫學院將繼續致力推動提升相關培訓，以應付社會大眾需求。

主診團隊需要權衡利弊、及早穩定病情、預示可能出現之併發症。團隊需要準備充足的藥物儀器，和病人、家屬、病房、救護員作足夠溝通，並由合適的醫護人員護送。護送團隊沿途密切監察病人維生指數，如果病人情況轉壞會作即時急救支援以穩定病人狀況，務求盡快運送病人接受進一步治療。

參考資料

《香港 01》：〈醫生分享運送危殆病人爭分奪秒 主動脈夾層撕裂或因高血壓〉。見 https://www.hk01.com/sns/article/275295。擷取日期：2022 年 6 月 21 日。

https://www.hkam.org.hk/en/initiative/hong-kong-jockey-club-innovative-learning-centre-medicine。擷取日期：2022 年 6 月 21 日。

Inter-facility and Critical Care Transport Medicine Core Manual (Third Edition), NTE Cluster and NTW Cluster, Hospital Authority.

The Hong Kong Medical Diary, Vol. 26, No. 11, Nov 2021.

https://www.policyaddress.gov.hk/2021/chi/pdf/publications/Northern/Northern-Metropolis-Development-Strategy-Report.pdf。擷取日期：2022 年 6 月 21 日。

https://www.devb.gov.hk/tc/home/my_blog/index_id_330.html。擷取日期：2022 年 6 月 21 日。

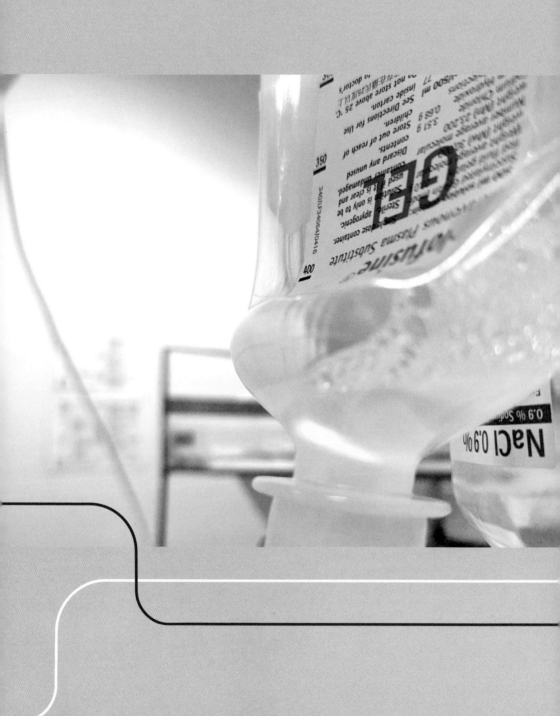

急症室
黃金X小時

各類危重疾病的治療時間窗口

Chapter 03

在急症室每天都會遇上危重疾病的個案，病人命懸一線之際，急症科醫生如何力挽狂瀾，盡力拯救病人，「起死回生」？

淺談分流

李明明醫生

現為公立醫院急症室
顧問醫生，香港急症
科醫學院出版委員會
主席。

「**喂！**點解佢咁後生，遲過我嚟，但係睇先過我㗎？你哋唔好以為我老人家唔識嘢，好蝦啲喎！」

「姑娘！我等咗 3 個鐘，點解仲未到我睇醫生㗎？」

「點解嗰個阿伯一嚟就有得即刻見醫生？因為佢 call 救護車嚟？」

數位急症室求診病人向當值護士長埋怨急症室的輪候情況。

分流制度決定病人診症的先後

急症室輪候時間過長的情況司空見慣，新聞報道裏亦經常提及，主要原因不外乎是人手增長趕不上病人數目的增幅，以及服務水平上升所致。由於病人到達的時間跟病情的嚴重性並無太大的關係，所以世界各地的急症室都會用分流制度來決定病人診症的先後次序。

在香港，用作緊急醫療用途的分流制度大致上有兩種，一是**現場分流**（Field Triage），二是**急症室分流**（A & E Triage），目的都是把傷病者加以分類及將危重的病人盡快送到適切的醫療設施治理。

醫療小知識

分流制度的由來

甚麼是分流呢？分流（Triage）這個字是由法文（trier）演化過來，原意是指分類和揀選，源頭可追溯至法國 18 世紀末 19 九世紀初拿破崙時代。當時拿破崙的首席醫監尚拉雷男爵（Dominique Jean Larrey）在拿破崙率兵於埃及和敘利亞打仗期間，啟導了分流制度的雛形。當時，軍隊需要救治大量傷兵，所以這套最原始的分流制度純粹從軍事角度着眼，優先救治仍然有作戰能力的傷兵，讓士兵盡快回到前線繼續作戰。及後，尚拉雷男爵才依照現代的醫學原則，演化出另一套分流制度，根據士兵受傷情況，把傷兵分成三級：傷勢危急、傷勢較不危急和輕傷。該制度輾轉在 1900 年代轉移到民間醫療體系，發展成現今的分流制度。

現場分流（Field Triage）：
短時間內分類大量傷者

現場分流適用於短時間內出現大量創傷病者的情況，例如**災難事故現場**、**大型交通意外**等。這類事故的特點是在短時間內出現大量創傷患者需要送院治理，他們受傷程度各異，由輕微擦傷到骨折，以至嚴重內臟出血，甚至不能救活的（unsalvageable）都有。若第一線的救援人員把這些傷者一概送到鄰近的醫院急症室，而不先考慮該院的承載能力及條件，例如有沒有足夠的創傷設備及專科醫護人員；結果大家可以想像得到，該院勢必成為第二災場，大量傷者需再次等候，甚至需要二次轉送往其他醫院。這種情況對於要在黃金時間內爭分奪秒搶救的嚴重創傷病人而言，實在是很不理想；因此，現場分流擔當了一個很重要的角色。

重大事故控制中心：
大型事故的醫療指揮

每當遇到重大事故，醫院管理局總辦事處會成立**重大事故控制中心**（MICC），並聯同各醫院派出緊急醫療隊趕赴現場。除了即場救治傷者之外，還會跟消防救護前線的同事合作，因應傷勢的嚴重程度和救活的可能性，把傷者分流到不同醫院。而接收的醫院亦會因應情況，包括人手及手術室的供應，與現場的指揮官作出溝通，務求一方面讓眾多傷者得到適切的救治，另一方面又不會令個別醫院的人手和設施超出負荷。

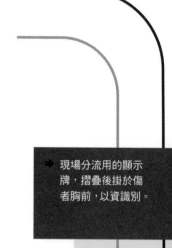

➡ 現場分流用的顯示牌，摺疊後掛於傷者胸前，以資識別。

例如在 2018 年 2 月發生的大埔巴士翻側車禍，醫院管理局啟動了MICC，並由威爾斯親王醫院和雅麗氏何妙齡那打素醫院派出緊急醫療隊到現場，為傷者作快速現場分流（Field Triage），分為「黑」、「紅」、「黃」、「綠」四種級別，並在傷者胸前掛上相應的分流顏色牌，從而決定送院救治的先後次序。最後，車禍中 61 名傷者分別被送往 11 間醫院，而最接近現場的沙田威爾斯親王醫院和大埔雅麗氏何妙齡那打素醫院，就分別接收 15 及 13 名傷者。

現場分流方法 Simple Triage and Rapid Treatment（START）

傷者狀況	分流牌顏色	優先次序
沒有呼吸	黑	死亡（最後處理）
呼吸每分鐘多於 30 次；沒有腕脈搏；微血管回充時間多於 2 秒；不能遵從指示	紅	第一優先
能自行走動	綠	第三優先
其餘傷者	黃	第二優先

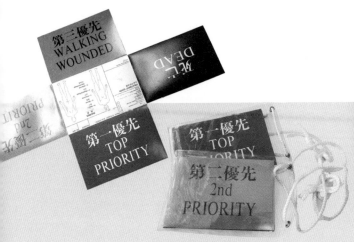

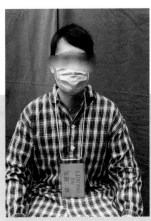

急症室分流制度（A&E Triage system）：按病情緊急情況分類

為了確保有緊急需要的市民前往急症室求診時，獲得及時的急症服務，醫管局轄下 18 間急症室已統一實行病人分流制度。病人獲診治的優先次序是視乎病人的病情而不是根據登記的時間而定。病人登記求診後，會先由一名富經驗及曾接受特別培訓的分流站護士，根據病人的病情作出初步評估，並分為五類：「**危殆**」、「**危急**」、「**緊急**」、「**次緊急**」及「**非緊急**」。評估的準則由醫管局**急症科中央統籌委員會**制訂並作定期審視，當中包括維生指數，如**格拉斯哥昏迷指數**（Glasgow Coma Scale）、血壓、脈搏、呼吸次數、血氧飽和度以及病人的徵狀，如心臟病、中風、分娩、中毒……等。被分流為「危殆」類別的病人會即時獲得醫護人員診治；至於一些非緊急病人，他們最後都會得到治療，但可能需要等候較長時間。

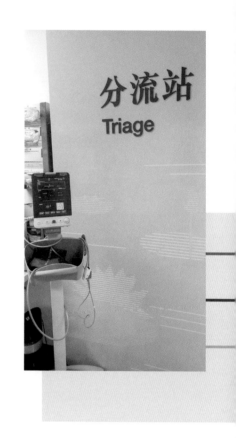

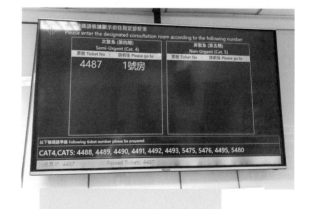

為確保有急切醫療需要的病人能在合理的時間內得到診治，醫管局亦已訂立服務目標：

「危殆」類別的病人會得到**即時診治**；「危急」類別的病人，95%以上會在**15分鐘內處理**；「緊急」類別的病人，90%以上會在**30分鐘內處理**。「次緊急」及「非緊急」類別的輪候時間將視乎前三類的病人和總體求診人數、病人所需醫療程序的複雜性及急症室人手的分配而定。

病人狀況	分流類別
生命表徵明顯異常；清醒程度欠佳；呼吸或脈搏停頓等。	第一類別（Category 1）：危殆（Critical）
生命表徵不穩定，病情可能在短時間內惡化。	第二類別（Category 2）：危急（Emergency）
生命表徵相對穩定，但病情較為嚴重及有機會惡化。	第三類別（Category 3）：緊急（Urgent）
有急性徵狀，但生命表徵正常。	第四類別（Category 4）：次緊急（Semi-urgent）
沒有急性徵狀，生命表徵完全正常。	第五類別（Category 5）：非緊急（Non-urgent）

如病人於輪候期間覺得病情有變化，徵狀加劇，可向分流站護士查詢及求助。護士會根據病人的病徵和維生指數，進行**二次分流**，以確保病人得到及時的診治。

無論哪種分流制度，目的都是希望有迫切醫療需要的病人，能在「黃金時間」內得到適切的治療。若想進一步認識分流制度，市面上也有一些相關課程，大家可以考慮報名修讀。

心有靈 Site 一點通

盧礎文醫生、陳東寧醫生、梁婉芬女士、梁舜華女士

為讓病人得到更適切的治療，廣華醫院 2018 年起實施一個新計劃，將非辦公時間內被診斷有急性心肌梗塞的病人轉送到伊利沙伯醫院的心臟科，進行緊急冠狀動脈介入治療。盧礎文醫生、陳東寧醫生、梁婉芬女士、梁舜華女士為時任廣華醫院急症室主導該計劃的團隊。

心臟血管粥樣化
肌肉收縮功能差
梗阻突發隨時現
塞冠動脈痛到麻
緊接心率常亂跳
急症介入爭分秒
服飾各異心一條
務使病患得治療

急性心肌梗塞：治療分秒必爭

這是一個平凡又異常悶熱的黃昏，環境保護署發出的空氣質素健康指數為「8」，健康風險級別為「甚高」。廣華醫院急症室的急救房外，警示燈號閃爍不斷；急救房裏，則是外弛內張：醫生正謹慎地從病人的臨床症狀、維生指數、心電圖、胸肺影像（X光）及過往病歷等，反覆印證對面前病人的診斷，初步確診為**「急性心肌梗塞」**（Acute Myocardial Infarction - AMI），火速制訂治療方案。

這位病人是 50 來歲正值壯年的男司機，他唯一的病徵就是最近兩天感覺胸口翳痛，還以為那不適只是由於胃酸引起，卻冷不防聽到醫生對他說：「張先生，根據臨床症狀及檢查結果，我哋相信你患上『急性心肌梗塞』，即係**冠心病**。成因係**急性冠狀動脈血管梗塞**，引致心臟肌肉因為缺血壞死。所以，我哋希望盡快將梗塞的血管打通，恢復血液供應，理應可以減低心臟受損的程度。我哋會聯絡伊利沙伯醫院心臟科醫生，佢哋評估咗你嘅情況後，可以安排你去伊利沙伯醫院做緊急『通波仔』手術，但也要得到你同意⋯⋯」

聽到這麼突然的消息，張先生表現得難以接受，猶豫不決。但是，急性心肌梗塞病發突然，而且情況危急！隨着心臟肌肉缺血的時間延長，心肌壞死的體積也隨之擴大，患者在**泵血功能減弱**與**心率不齊**的雙重威脅下，病況可能隨時急轉直下。

經主診醫生進一步的解釋，又把那份由急症室提供的「<u>急性心肌梗塞病人轉院須知</u>」看過一遍後，張先生終於同意轉送去伊利沙伯醫院作進一步治療，但這不是完結，一系列後續的安排才正式開始。

急性心肌梗塞工作指引：護送病人轉院治理

急症科主診醫生向團隊成員宣佈啟動「<u>急性心肌梗塞工作指引</u>」，護士們即時在資深護師（Advanced Practice Nurse，即護士長）的指領下，各司其職：病人服務助理負責病人的貼身需要，並確保病床與各種監察儀器正常運

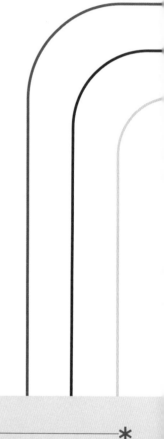

醫療小知識

急性心肌梗塞到底有多急？

要了解急性心肌梗塞有多危急，可以參考一些統計，在 2020 年，香港因冠狀動脈心臟病（簡稱「冠心病」）死亡的人數佔所有登記死亡人數的 7.6%，而急性心肌梗塞是冠心病的主要病類。及早進行緊急冠狀動脈介入治療術（Primary Percutaneous Coronary Intervention — PPCI），俗稱「通波仔」，打通病人已經收窄或阻塞的冠狀動脈，並放入金屬支架以維持血液流通，可即時減少心絞痛症狀，改善患者心臟肌肉功能並有助康復進程；故此搶救刻不容緩（Time is Heart Muscle，時間就是心肌）！

作，隨時向護士彙報；有護士直接照顧病人，監察維生指數，以及執行醫生轉達的醫療指示；有護士負責核實醫療指示是否正確執行，並將其記錄在病歷表格上；有護士負責繁重的聯絡工作，對象包括伊利沙伯醫院心臟科、廣華醫院內科、消防處（救護車）和警務處（巡邏車）等。

這時的急救房內，除了不同的監察儀器發出的聲響此起彼落之外，還有一把熟練而鎮定的聲音，那是護士長透過電話筒，與不同的合作夥伴溝通。

「係唔係 QEH CCU 呀？我係廣華 A&E 當值護士長王姑娘，而家我哋有個病人懷疑係 AMI，我哋跟手就 Fax 病人資料同埋心電圖去你哋嗰度，我哋等你哋嘅回覆吖。」

「Operator，唔該 Call 負責內科男病人嘅 On Call 醫生吖……」

剛放下電話筒，護士長隨即向團隊的其他成員委以各項工作：

「張姑娘，請你同我哋準確記錄病人情況，並且喺出發前清楚核對醫療文件，複印一份清單上列出的文件，因為同事喺車上同埋喺 QEH 交接嘅時候都要用到；李姑娘，請你同病人抽血，之後做好流程指引上列明出外勤嘅準備；趙姑娘，請你準確執行醫生嘅指示，記住要 Read Back，同埋『三核五對』。之後幫手預備轉院時用嘅 Standby 急救藥……」

急救房內的電話響起，原來是伊利沙伯醫院心臟科回覆，核實初步確診病人為急性心肌梗塞，並同意接收病人作跟進治療。護士隨即又埋首聯絡的工作：「Ambulance Control，呢度係廣華醫院急症室，我係當值護士長王姑娘。有個心臟病病人要緊急轉去伊利沙伯醫院做通波仔手術，需要一架 P1 車去 B7，沿途要藍燈響號。」

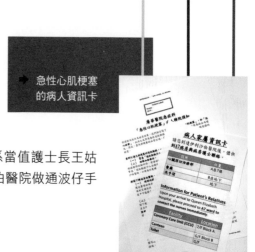

急性心肌梗塞的病人資訊卡

「交通部，呢度係廣華醫院急症室，我係當值護士長王姑娘。有個心臟病病人要緊急轉去伊利沙伯醫院做通波仔手術，我哋需要警察幫忙開路。」

多方配合，護送病人轉院

護送急性心肌梗塞病人轉院的過程，不但需要跨部門跨團隊的合作，還涉及眾多醫療步驟和聯絡工作，稍一不慎，病人的安全便會受到威脅，治療效果也會大打折扣。為減輕前線醫護同事的工作負擔，早於正式推行急性心肌梗塞病人轉院服務之前，廣華醫院急症科的專責小組，其實進行了繁重的準備工作。為讓同事能夠了解及有效率地執行工作，專責小組制訂各項工作流程及指引，列明各醫護崗位的職責，令前線同事工作時有清晰的依據，從而讓醫護可更專注照顧患者，而操作規範化亦可減少失誤，並且提升效率。專責小組也拜訪何文田救護站，了解救護車上的醫療裝備、藥物、通訊系統，以及行車途中的應變措施，這些有助規劃急症科與消防處救護團隊的對接工作。

護士長王姑娘剛完成聯絡的工作，負責護送張先生的內科醫生也火速趕達急救房，與急症科的團隊進行交接後，他小心地核對病人的資料，再對病人作臨床評估，準備隨時出發。彼此爭分奪秒的默契，就是出於對「時間就是心肌」這概念的共識。每位參與跨院護送病人這項工作的內科醫生，在上任前也接受了專業培訓，當中包括課堂講學和模擬訓練，以強化同事在救護車上遇到突發情況時的應變能力。

知道張先生的家人正在門外憂心忡忡地等候着，護士長王姑娘走到急救房門外，向病人的太太耐心地解說：「我係廣華醫院急症室當值護士長王姑娘。主診醫生相信張先生冠心病發，我哋會安排他緊急轉送去伊利沙伯醫院做通波仔手術……由於救護車上面空間有限，只可以容納救護員、病人、醫生同護

士。同行的家人只能自己搭車去伊利沙伯醫院，在心臟加護病房外等，你可以參考呢張『**病人家屬資訊卡**』上嘅資料。請放心，我哋會好好照顧張先生。」

此時，消防處的救護員亦迅速趕到，在急救房內與醫護團隊協作，安穩地移送病人登上救護車；而救護車旁的鐵騎巡警，亦已經準備就緒，駕駛電單車開路。在場各部門的工作人員目標一致，就是安全護送患者直達伊利沙伯醫院心臟科心導管室。

當護送隊伍剛駛離廣華醫院急症室，護士站得知另一位患者正乘搭救護車前來。救護員在車上為患者錄得的院前 12 導程心電圖，已經通過數據網絡發送到急症室，當值資深醫生初步判斷為急性心肌梗塞。留守的醫護抖擻精神，繼續護心救人⋯⋯

廣華醫院與伊院合作，拯救冠心病人

廣華醫院急症科由 2018 年起，於非辦公時間內初步確診的急性心肌梗塞病人，在病情許可及病人同意下，將被轉送到伊利沙伯醫院的心導管室，由心臟科專科醫生為其進行緊急冠狀動脈介入治療術。

在繁忙的急症室內，從每天林林總總的求診個案中，及早辨識出急性心肌梗塞患者、提供急救並管控病情、聯絡心臟科專家會診、向患者及其親友講解病情與治療方案、聯絡內科醫生、消防處、警務處、協調醫護跨院監察護送患者到心導管室等，比處理一般的急症個案更為繁複。期間醫護必需高度專注，運用熟練的技術，有效地溝通，理順緩急先後，才能確保過程流暢。

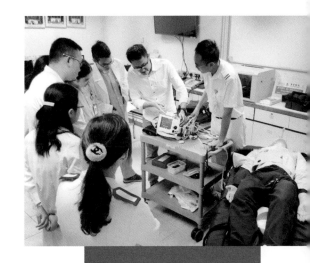

⬆ 跨院護送病人的模擬訓練

創傷急救，
分秒必爭

周志偉醫生

急症科專科醫生，現職伊利沙伯
醫院，專長於院前及院內創傷護
理。並於工餘時間於政府飛行服
務隊服務市民。

某星期天早上，伊利沙伯醫院急症室的廣播傳來一把急促又緊張的聲音：「R房留位，將軍澳工業村發生交通意外，一名行人被客貨車撞倒，懷疑盆骨骨折。血壓為 90/68，心跳率為 120，傷者清醒程度下降，大約 20 分鐘後到達。」

初段創傷分流：傷者直送創傷中心

讀者可能已經有疑問，為甚麼救護車會將一名在將軍澳受傷的傷者，運送到有一定距離的伊利沙伯醫院，而不是較近的將軍澳醫院呢？原來由 2006 年開始，消防處救護總區已經使用「初段創傷分流」。救護員在意外現場評估傷者的傷勢，並運用維生指數的指標及受傷機制，如果符合「初段創傷分流」的範疇，救護員會將創傷傷者，包括情況嚴重的傷者直接送到創傷中心。很多外國及本地文獻都證明，比起先將傷者送至小型醫院，再轉到創傷中心，直接送到創傷中心的做法可減少二次運送的時間，讓傷者能更快接受手術治療，有助減低創傷死亡率。

聽到廣播後，負責急救室的同事都會警覺起來，並在急救室內作好準備，馬上開始救治工作。護士們會預備維生指數監測儀器、檢查氧氣及氣道處理的裝備、準備生理鹽水輸液及啟動超聲波機，並確保急救室的溫度不會太低，避免影響傷者的體溫及血液凝固。

醫療小知識

香港的創傷中心

香港現時設有 5 間創傷中心，包括伊利沙伯醫院、瑪麗醫院、瑪嘉烈醫院、威爾斯親王醫院及屯門醫院，5 間醫院都擁有 24 小時候命的創傷小組，隨時為嚴重的傷者提供適當的救治。東區尤德夫人那打素醫院則設有創傷治撩服務，如果創傷傷者由政府飛行服務隊救援，直升機會直接降落在東區尤德夫人那打素醫院的直升機坪，轉交該院的創傷小組救治。

消防處救護、醫院急症室各施其職

不到 20 分鐘，隨着救護車的響號熄滅，救護員已將這名創傷傷者送到我們的急救床上。這幾年間，消防處救護總區引入大量的救護程序及裝備，並配合「初段創傷分流」，大大提升院前創傷護理的能力及成效。救護員抵達交通意外現場，即時為傷者戴上頸托，放置盆腔固定器，並把傷者固定在脊椎板上。在運送途中給予傷者氧氣，靜脈輸液及止血藥氨甲環酸（Tranexamic Acid）。

急症室團隊接收傷者後，便開始有默契地分工合作，救治傷者。整個急症室內的搶救程序，會由一名急症科專科醫生帶領，一名駐院急症室醫生、三名急症科護士、一名支援同事及抽血員協助。各隊員有各自的職責，並把情況彙報給隊長，然後按照隊長的指示作出救治。

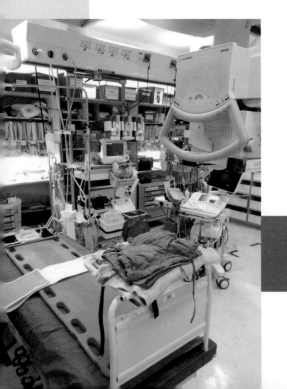

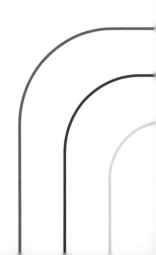

← 急救房準備接
收創傷傷者

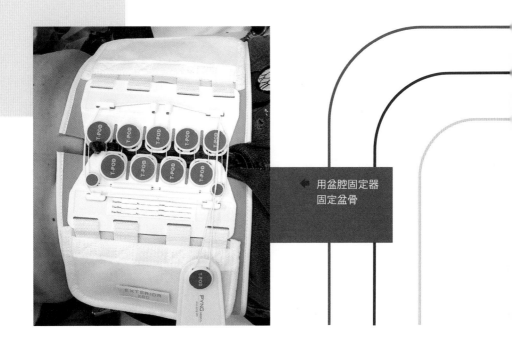

用盆腔固定器
固定盆骨

「受傷機制」（Mechanism of Injury）：傷者如何受傷

首先，專科醫生會向救護員了解**「受傷機制」**（Mechanism of Injury），即是傷者如何受傷，以協助評估受傷的部位及嚴重性。如涉及交通意外，車輛的類型、車速、車身損壞程度等資料都有助傷勢評估。救護員告訴專科醫生：「這名行人在路口橫過馬路時，被正在以時速 30 公里轉彎的客貨車撞到左邊身軀，並彈開兩米，頭部沒有受到撞擊，擋風玻璃沒有裂痕。救護員在現場接觸傷者時，傷者仍然清醒，但在送院途中傷者的清醒程度開始下降。」從以上資料推斷，傷者很可能是嚴重盆骨骨折而導致**出血性休克**，但仍要排除頭部及胸腹受傷的可能。現在網上資訊發達，我們有時還可以利用網上新聞的圖片感受現場情況。

初步評估（Primary Survey）：
ABCDE，了解傷者傷勢

這時候，駐院醫生已開始為傷者進行**初步評估**（Primary Survey）。初步評估即我們簡稱 ABCDE 的五項檢查：Airway（**氣道**）、Breathing（**呼吸**）、Circulation（**血液循環**）、Disability（**神經系統**）、Exposure（**敞露**）。在初步評估過程中，一旦發現危害生命的傷勢，如**氣道阻塞**、**張力性氣胸**、嚴重外出血等，便要立即處理。眼前這名傷者氣道沒有阻塞，呼吸率偏快，兩邊肺音正常；但傷者皮膚濕冷，脈搏快而弱，血壓偏低，出現明顯的休克。神經檢查兩邊瞳孔對稱及對光有反應，沒有明顯的頭部傷勢。快速全身檢查後，發現左邊近髖關節有腫脹，下肢有擦傷但沒有明顯的骨折情況。根據駐院醫生的傷勢彙報，加上受傷機制，專科醫生更有信心判斷這名傷者是嚴重盆骨骨折。

同一時間，護士們已把傷者的衣服剪開，並立刻蓋上毛毯保暖，接駁監測儀器及量度維生指數，包括血壓、心跳率、血含氧量、體溫。其中一名護士亦會專責記錄搶救過程及負責聯絡工作。而抽血員則為傷者打點滴、抽血，送到實驗室分析，並進行配血，預備手術時作輸血之用。

經過 5 分鐘的搶救，急症室團隊都同意，這名傷者是盆骨骨折導致內出血，引致出血性休克，需要盡快做手術止血，並決定召喚創傷小組協助。

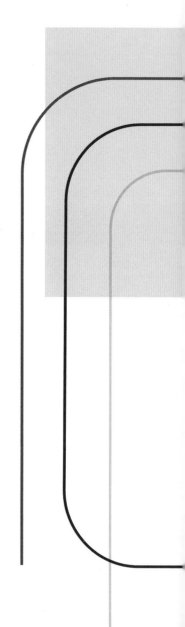

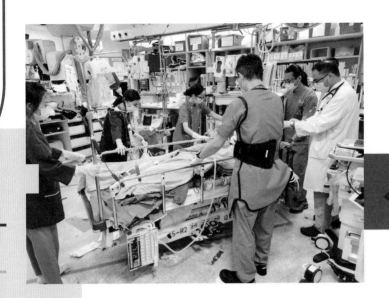

創傷救治講求
團隊的合作

創傷小組：制定治療方案

創傷小組成員包括外科、骨科、心胸肺外科、神經外科、放射科和麻醉科的專科醫生。他們受召後會立刻到場協助，並一起商量後續的治療方案，因為大部分的創傷傷者都需要進行緊急手術，創傷小組的快速決定及有效溝通，能大大提高病人的生存率。當創傷小組啟動後，放射治療部、手術室及血庫便會收到消息，並立即作出準備及適當的安排。

在等候創傷小組的時候，急症室團隊的工作仍在繼續。由於傷者有出血性休克，需要為傷者進行靜脈輸液，並開始輸 O 型血及注射第二劑止血藥，以穩定傷者的血壓。在急救室，我們為傷者安排照胸部 X 光，以排除胸部受傷的可能、照盆骨 X 光以確定盆骨骨折情況，並用超聲波機排除是否有腹腔出血、氣胸及血胸等情況，以獲得更多傷勢資料提供給創傷小組。同時，護士會聯絡放射治療部、手術室、血庫及創傷病房，以確保他們已開始準備接收傷者。

骨科、外科、放射科：
「三合一」嚴重盆骨骨折止血手術

創傷小組到達後，確定這名傷者需要進行「三合一」嚴重盆骨骨折的止血手術，麻醉科醫生與手術室聯絡後，傷者便直接送往手術室。「三合一」盆骨骨折手術是指在同一手術室內，由三組醫生用三種不同的方法，停止因盆骨骨折引起的動脈、靜脈和骨折的出血。骨科醫生會先用外置固定器固定骨盆，控制骨折出血的情況。外科醫生會用紗布填塞前下腹腔，控制靜脈出血。放射科醫生則用導管進入動脈，以動脈栓塞術控制動脈出血。伊利沙伯醫院於 2008 年率先引入這種治療方案，成功拯救了不少嚴重的傷者。

▼ 同一時間可以
處理兩名傷者

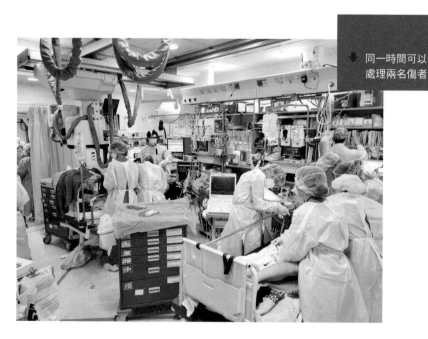

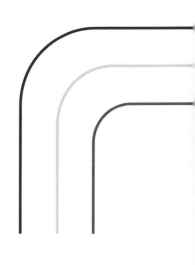

一些情況穩定的傷者，會被安排進行全身電腦掃描，找出真正受傷的位置及判斷其嚴重性。所有啟動創傷小組的傷者，不論是否需要進行手術，最終都會被安排於深切治療部作密切的監察和治療。傷者於兩日後離開深切治療部，轉到骨科病房，接受二次跟進手術及密集的康復治療，並於一個月後康復出院。

嚴重創傷傷者的傷勢及維生指數變化很快，需要快速的判斷及果斷的處理，這亦是其中一個吸引急症科醫生選擇到急症室受訓的原因。能成功救回嚴重創傷傷者固然有滿足感，但並不是所有重傷的傷者都能救治成功。不少嚴重傷者，都會在現場、急救室或手術期間離世。

雖然俗語有云：「意外意外，意料之外」，但其實很多意外是可以避免的。因此，急症科除了救治傷者外，亦開始加強創傷學的統計及科研，了解意外的成因及影響，從而向有關機構提出改善建議，減低意外的發生及死亡率。

爭分奪秒的倒數，
中風的黃金 6 小時

何植良醫生

2007 年畢業於香港中文大學醫學院，是急症科專科醫生，現職天水圍醫院急症室副顧問醫生。何醫生現為高級生命支援術課程導師，以及醫管局急症科中央統籌委員會質素及安全小組秘書。

在 一個忙得不可開交的晚上，急症室廣播忽然響起：「急救房準備，89 歲男士在家中昏迷不醒，5 分鐘後到。」來自當值護士長老練沉厚的聲音。

我甫一聽到，頓心感不妙，立即進入急救房，聯同三名護士準備可能所需的急救藥物和儀器。不消一會，廣播再度響起：「急救房病人到！」一眾救護員推着擔架床進來，只見床上的男病人雙目緊閉，嘴角有嘔吐物，四肢沒有明顯的抽搐。

「獨居老人，晚上 10 時被鄰居發現躺臥在家中地上，有嘔吐物，沒有見到四肢抽搐。」我一面聽着救護員彙報，一面評估病人狀況。與此同時，護士們已經把各種監測儀器接駁到病人身上，記錄各項維生指數，抽血員也為病人打點滴和抽取血液樣本化驗。

「BP（血壓）152/90，pulse（心率）59，SpO2（血氧量）93%，H'stix（血糖）7.8，GCS 6 分 [1]……」

急症基本功 ABCD

在這情況下，**保護氣道**為首要工作。我利用吸管清理病人口腔的嘔吐物，待護士把麻醉劑和肌肉鬆弛藥注射後，便把喉管滑進氣管，確定喉管位置正確後，再固定及駁上呼吸機。

註釋

[1] GCS，Glasgow Coma Scale，乃格拉斯哥昏迷指數的簡稱，滿分為 15 分，最低為 3 分。6 分代表病人已經接近完全昏迷狀態，已經不能保護氣道及維持自主呼吸。格拉斯哥昏迷指數是 1974 年由二位神經外科醫師正式發表。由於方法簡單、一致性高、對現況之描述定量化、和預後結果之預測頗有準確性，很快在國際上被普遍採用，成為一個對頭部創傷通用之評估系統。測量項目包括三項神經學評估，含睜眼反應、語言反應及運動反應。

此時，病人的 A（Airway 氣道），B（Breathing 呼吸），C（Circulation 循環系統）已經穩定，下一步便是嘗試尋找病人昏迷的原因（D，Disability）。電腦掃描結果顯示，病人其中一條腦血管——**基底動脈**（Basilar Artery）有血塊，加上病人本身有**心房顫動**（Atrial Fibrillation）這危險因素，我們懷疑病人是**後腦缺血性中風**（Ischemic Posterior Circulation stroke）。

跨部門會診：尋找中風原因

我們馬上聯絡中風科護士、腦神經內科醫生及介入性放射治療醫生作跨部門會診。經評估後，一致認為病人由於**基底動脈血塊栓塞**（Basilar Artery Occlusion）而引致急性中風。**腦血管造影**（Cerebral Angiogram）結果也證實了這診斷。

既然證實了病因是動脈栓塞，介入性放射治療醫生便嘗試把阻塞的血管打通。他熟練地在病人的腹股溝插入幼針，透過幼針把一條細長的導絲（Guidewire）引入血管中，然後取出幼針，再透過導絲套一條幼的導管（Catheter）進入血管內。在 X 光的協助下，導管被推進到頸部位置，醫生順利用機械裝置將血栓吸出。

吸出血栓後，造影顯示腦血管已大致恢復暢通，病人亦被送至深切治療部繼續密切監察及治療。此時已是凌晨時分，我們急症科同事亦功成身退，終於可以鬆一口氣。

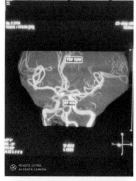

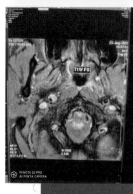

⬆ 腦血管造影顯示右頸內動脈狹窄（取自另一病人）。

中風兩大類：出血性腦中風與缺血性腦中風

腦中風主要可分為兩種，分別是**出血性腦中風**與**缺血性腦中風**。缺血性腦中風較為常見，肥胖與高血壓是主要原因，高血脂亦容易讓動脈出現硬化或阻塞的問題。一旦出現，病人的腦部血流被血栓阻斷，導致腦部缺血而產生永久性傷害，例如癱瘓、認知或言語障礙，甚至死亡。

常見的中風病徵包括：面部或手腳癱瘓、麻痺、神志昏亂、言語不清、視覺障礙、大小便失禁、步履不穩等。急症科醫生的角色就是將中風患者的ABC（Airway 氣道，Breathing 呼吸，Circulation 血液循環）保持穩定，在最短的時間內作出正確的診斷，並聯絡不同的專科團隊會診，盡快安排介入性放射治療醫生取出血栓，令病人的腦血管重新暢通。

急症科醫生雖然未能全程參與治療中風病人或照顧患者直至康復出院，但在病人入院最初的黃金數小時，卻扮演着至為重要的角色。

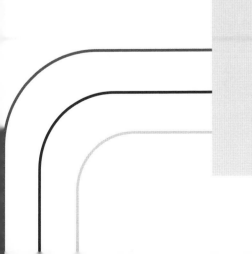

醫療小知識

黃金治療時間的重要性

如果病人確診為腦動脈栓塞，而又在病發的黃金治療時間（一般為 6 小時內），可以考慮採用動脈血栓取栓術（Intra-arterial Thrombectomy），大約 70% 至 90% 合適患者的血栓可被溶解或取出，恢復血管暢通。研究顯示，愈早恢復血管暢通，患者康復愈理想。如果患者已經超過黃金時間，治療效果則要視乎個別情況。

138	120	72	
135	118	78	69
126	79	60	16
138	91	70	17
136	81	70 (7)	

小故事分享

Chapter 04

急症室的工作生涯，有苦也有甜。
急症室醫生，或者他們身邊的人，
在急症室每天衝鋒陷陣的生活之
中，又因為急症室獲得了甚麼人生
的新體會？

我是一位實習醫生

黃卓鵬醫生

2021 年畢業於香港大學醫學院，曾在瑪麗醫院急症科實習，現為瑪麗醫院心胸外科駐院醫生。

徐錫漢醫生

瑪麗醫院急症科顧問醫生，也是一名臨床毒理專科醫生，並為香港急症科醫學院教育委員會主席，統籌急症專科培訓。

行醫第一年的最後六星期 [1]，我有幸被派到瑪麗醫院急症室實習。在各位前輩的指導下，我獲得無數在普通病房中少有遇到的學習機會：為病人作**快速順序插喉**（Rapid Sequence Intubation）穩定氣道、為嚴重燒傷病人作氣管鏡檢查氣道灼傷、各樣臨床超聲波檢查、各種關節「甩骹」的復位術，甚至學會治理被雷電擊中的病人。

當我做過了急症科之後，我才明白到往日在病房中診症是多麼的奢侈。在病房診症時，病人很多時候已經接受了初步的檢查，有基本的病情歷史、身體檢查結果、X光、驗血報告，協助我們做進一步診斷以及治理。但在急症室，病人的問題千奇百怪，我們作為第一個接觸他們的醫生，在沒有任何輔助之下，醫學院所教的問症技巧和與病人溝通的能力便更顯重要，初出茅廬的我亦曾經險些犯錯。

初次急症科診症，差點斷錯症

當時一個少女在問診時只訴説肚痛，回答問題時卻支吾以對。我初時以為應該是一般的腸胃炎，但和上級醫生商討時，富經驗的前輩提醒我要主動詢問少女有否不正常的陰道分泌，之後我重新向病人詢問相關婦科症狀，重回正確的方向，最終診斷出病人染上經由性接觸傳染的的**盆腔炎**。又有一次，病人心胸痛來急症室求醫，臨床檢查

和病情歷史都沒有太大的指向性，心電圖亦沒有明顯的心臟病發表徵。我本打算將病人收入院後由病房再作診斷，但在高級醫生覆檢病人時，憑其經驗判定如此程度的痛楚，即使沒有如教科書形容的相關病徵，亦要加倍小心考慮**大動脈撕裂**的可能性。於是他決定馬上在急症室為病人安排電腦掃描，結果不出其所料，病人的確出現大動脈撕裂，需要馬上進行緊急手術。大動脈撕裂極其危險，延遲手術每一小時都會增加 2% 死亡機會。急症科醫生憑其臨床經驗作出最迅速的診斷，便能將死亡機會減至最低。

急症室生涯悲多於喜

在急症室中，我們每日與數十位病人碰面，自有機會見證社會的人生百態。當然，我們遇到的往往是悲多於喜，我亦在短短的急症生涯中遇過好幾次令人心痛的事件。

某天早上 8 時，我如常走進急症室開始工作，護士一見到我便着急地向我說：「R 房有個 Trauma，你快啲入去睇下要唔要幫手啦！」。我馬上趕到搶救室，未進門已見到一名年輕小童在悲痛嚎哭，任憑護士如何安撫亦不能平復其心情。踏入搶救室，我發現各科醫生，包括急症科、外科、兒科、骨科、深切治療及麻醉科醫生早已齊集。

原來當日清晨，一位少女從家中墮樓，由同住的兄弟姐妹發現報警。送達急症室時，已陷入昏迷，有多處開放性骨折及出血、盤骨亦碎裂，儘管仍有脈搏呼吸，但血壓僅餘約 40/20mmHg，命懸一線。

急症科醫生馬上呼召創傷團隊會診，安排插喉確保氣道暢通、準備輸血支援血液循環；然後，急症科醫生又會如何處理？

急症室診治爭分奪秒：省略不必要步驟

在急症室，我們處理嚴重創傷一向有既定的流程以加快治療程序及確保沒有遺漏，例如進行**腹部超聲波**（eFAST Scan）以檢查腹腔有否大量出血（常見於腹內器官如脾臟破裂等情況）、以及**全身電腦掃描**（尤其重要是腦部電腦掃描以檢查有否顱內出血）。但在這一次的搶救中，病人一進入搶救室時生命已在彌留階段，緊急程度遠超一般情況，此時醫護團隊必須與時間競賽，需要以專業判斷決定是否還需要完成所有檢查或程序，如果團隊墨守成規，「一本通書讀到老」，便可能延誤救治。

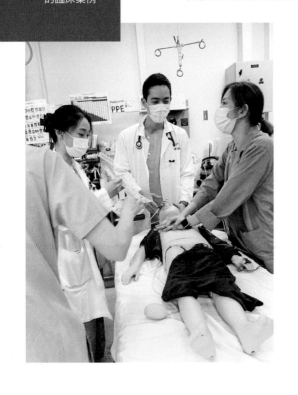

醫生及護士接受在職培訓，合作治理模擬的臨床案例。

說回到這位病人，當創傷團隊進行**創傷次級評估**（Secondary Survey）時，醫生單靠觸診，感受腹肌的反射性收縮、病人於觸診時所展露的痛苦神情，加上從初級評估中所得知病人處於失血性休克，已能判定腹內極大機會有嚴重出血，病人必須接受開腹手術，找出並控制失血根源，才有機會救活過來。因此，一般創傷流程中的 eFAST Scan，我們便果斷省略。eFAST Scan 或者只需要幾分鐘的時間，但在真正分秒必爭的場合，爭取多一兩分鐘，隨

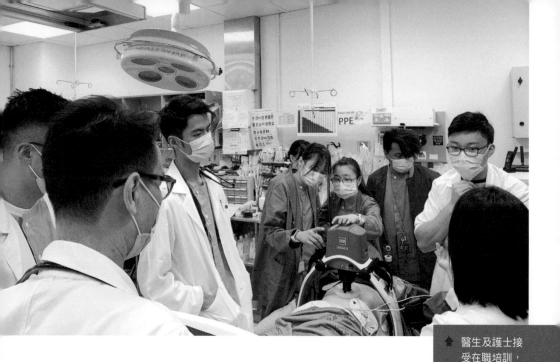

時就是生死的分隔。同樣地，透過臨床評估，我們沒有
發現病人頭部有任何表面創傷，瞳孔沒有異常，沒有顱
底骨折的表徵如「熊貓眼」或腦脊液從鼻腔流出等。於
是我們判定腦部嚴重受創的機會相對較低，遺漏腦內出
血的風險，比起延遲開腹手術的風險為低，於是決定省
略全身（包括腦部）電腦掃描。當然，這些決定某程度
上是一種賭博，不可能 100% 準確，但要在電光火石
間作出如此重大、可能影響一個生命的決定，便需要急
症科與其他專科醫生的臨床經驗和分析，盡快將無數問
題分開緩急輕重，替病人作出最好的治療方案。

醫生的決定不能永遠正確

如果明白這些決定的困難之處，就會理解為何醫生的決
定無可避免地，不能永遠正確。間中有病人投訴醫生遺
漏進行某些檢查，以致延誤診治，有時亦是源於這些艱
難的決定。即使如此，行醫者仍然要背負這些風險，以

專業判斷為病人作最合適的安排，而非明哲保身，為求免被病人事後投訴而藥石亂投。

慶幸地在這一次搶救中，團隊的決定成功將病人從死亡邊緣拉回來。外科醫生在緊急開腹手術中發現少女脾臟局部破裂，並及時成功止血，骨科醫生緊接其後進行手術固定破碎的盤骨並制止了盤腔出血。在病人完成第一次手術後，血壓心跳回復穩定，然後醫生才把病人送往全身電腦掃描，確認病人頭部及其他地方沒有嚴重創傷。病人經過數次手術後，已經渡過危險期，回復清醒，對答如流，身體走在康復的路上。

先勿傷害：決定不做比做某些檢查更重要

外人評價醫生的表現時，容易側重於醫生做了甚麼；例如欣賞醫生為病人安排了各種高端的影像檢查，或進行了複雜的大型手術。但其實在我行醫的這一年，前輩經常提醒我一個道理，行醫的第一原則是「**先勿傷害**」。同樣地，決定不做一件事、不做某些檢查或醫療程序，可能比起做了甚麼更加重要。我慶幸在行醫第一年見過此病例，提醒了我這個原則的重要。

在急症室實習的短短六星期中，我得到了寶貴的實戰機會，遇見過各式各樣的嚴重病例，令我的臨床經驗增加不少。我亦見識過急症科醫生如何在緊急及混亂的情況下，當機立斷並作出正確的決定。這一切都會成為我日後行醫寶貴的經驗，在日後無論去到哪個部門或哪個崗位，都能用這些閱歷去守護病人的健康。

我的爸爸是
急症室醫生

霖霖

霖霖，初中女生，父親為公立醫
院急症室醫生。

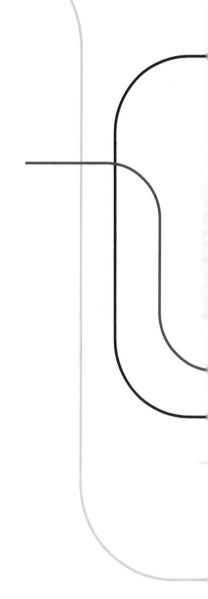

爸爸，這個耳熟能詳的詞語。不知道對於你來說，究竟有着甚麼樣的意義？是無所不能的、高大健碩的，還是博學多才的呢？而對你來說，爸爸又給你甚麼樣的感覺呢？是敬佩、慈祥，又或是嚴厲呢？

為我遮風擋雨的大樹

在我小時候，爸爸就像是一棵大樹，為我遮風擋雨。小學的時候，每當老師問到爸爸的職業時，我總能昂首挺胸，一臉自豪地說：「他可是一名急症室的醫生呢！」那剎那，總有一雙雙羨慕的眼睛向我投來。那時，我總是認為，爸爸是無所不能的，就算天塌下來，也有他支撐着。讓我更能確定這個想法的是三年級的某一天，我突然發起高燒，毫無精神，肚子也莫名地疼痛難耐。爸爸着急地想送我到醫院，可長年聽爸爸說醫院的事，我總感覺醫院就好比怪獸，進去了，就出不來。於是我死撐着，堅決不肯去。到了第二天，情況沒有好轉，還惡化了。爸爸憑藉自己的經驗和知識，判斷我得了闌尾炎，急急忙忙送我到醫院進行手術，我才得以順利康復。此後，我更為我的爸爸是醫生而感到無比自豪。

升上小學的高午級了，爸爸開始會給我和姐姐講解一些醫學知識，可能從小受他「熏陶」，耳濡目染，我開始對醫學感興趣，經常聽爸爸「說故事」。每當在學校說起一點點有關醫學的知識，我都能和老師聊幾句，讓我的同學羨慕不已；因此，我對爸爸更是自豪和景仰。我一直堅信，他，會令我一直那麼自豪的……

長出黃葉的大樹

可是，不知為何，上了中學後，一切好像都改變了⋯⋯不只時代在變，連爸爸也改變了。他不再是那為我保駕護航、遮風擋雨的大樹，失去他保護的我，只能自己面對那冷酷無情的暴風。席捲而來的功課，洶湧而來的測驗考試，令我如臨大敵，絲毫喘不過氣來。但是這次，爸爸並沒有向我伸出援手，反而是我，看到了新增的幾片黃葉。我開始慢慢認為，他不再是那般無所不能。直到疫情來襲，他更是經常往返醫院，與我見面的時間也大幅減少，我和他的關係，也遠不如以前的好。讓我自豪之心消失的，並非相處的時間減少，也不是他沒有向我伸出援手，而是一次和同學的聊天。疫情肆意橫行，大家難得有機會聚在一齊，雖是滿心歡喜，但亦是人心惶惶。我們剛好聊起家人的職業，在這個時候，提起爸爸是急症室醫生的我，收到的卻是別人驚慌的目光和不知所措的表情。我突然覺得，爸爸好像為我帶來了負擔。

無微不至照顧生病的我

也許，因為他是醫生，親戚長輩們對我的要求好像也特別高。這些期望把我壓得密不透風，讓我的壓力雪上加霜。在防疫的同時，我無法放鬆，一直努力不懈，沒想到的是——我病倒了。生病的那幾天，我一直沒精打采地躺在床上休息。在這嚴峻的疫情中，大家都對我避之則吉，爸爸卻無微不至地照顧我。停下學習步伐的我一看向他，不難看出黃葉又變多了。他告訴我，疫情令醫院的工作量大增，他也因此忙得不分晝夜。看着他憔悴的面容，我不禁感到慚愧。他如此地努力對抗病毒，我沒有減輕他的負擔就算了，還在背後嫌棄他，我真的羞愧得無地自容。

不久後，我康復了。我也重新為爸爸感到自豪。他雖不比馳騁沙場的軍人，但也是勇敢抗敵的前線醫生，堅守崗位，才令疫情沒有失控，才能做回我的爸爸。

光陰似箭，日月如梭。也許，長大後的我，會認為他不再是無所不能的。也許，他不再是那茂盛大樹，為我遮風擋雨。也許，他陪伴我的時間會越來越少。但是，他卻成為了我的錨，我的定心丸，我雖然要直面風暴，但我毋須感到驚惶失措，因為他雖無法為我保駕護航，但卻成為我最堅實的後盾；他是那無私的，走在抗疫最前線的急症室醫生，也是最令我自豪的爸爸。

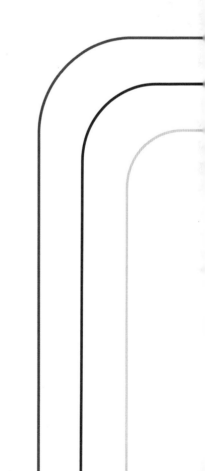

急症專科的存在感

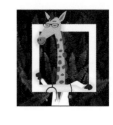

長頸鹿醫生

急症專科醫生。

畢業於沙士，穿梭公私營急症室超過 15 年，亦曾於家庭醫學專科受訓。

有感醫患磨擦誤解漸多，近年開設 Facebook 專頁，致力以街坊式語言，以輕鬆手法向大眾推廣急症醫學與分享醫生日常。

公私營急症大不同

相比公營醫療體系，私營的世界大不同。

今朝我要巡房，因為喺急症室有求診嘅病人要入院做治療。

若然喺公營體系，病人會入「**急症專科病房**」（Emergency Medicine Ward, EM ward）。

喺私家，病人就會所謂「admit under 我」，我就是病人的主診醫生。

「早晨，陳生你噚日係……氣促入嚟的。今日覺得如何？」

病人：「好啲，但係都仲係覺得促喎。」

「噚日已經幫你做過唔少檢查，例如肺嘅電腦掃描、驗痰、驗分泌之類，暫時一切正常呀。其實問題不大。我睇只係少少氣管敏感。再下一步，若果仲有氣促……就……」

病人：「我想睇胸肺科。」

「都好吖，穩陣啲，我同你安排。」

病人：「仲有仲有，入開院，順便睇埋吖。我幾年前撞到個頭，最近幾個月成日頭暈。」

「咁好吖，我同你安排照個腦嘅磁力共……」

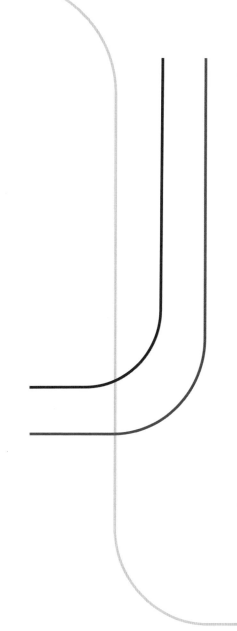

病人：「我想睇個專科，可以嗎？」

「都得嘅⋯⋯我幫你安排吖。」

如是者，病人牌版名稱嘅下面，多咗兩個醫生嘅名。

⋯⋯

⋯⋯

⋯⋯

呀⋯⋯差啲忘記了，仲有第三個名，臨離開時病人提到了「濕疹」嘅問題，點可以少得皮膚科醫生呢？

私營醫療專科化

Specialization，即「專科化」，係私營世界好常見嘅問題。

心口痛？搵心臟科啦～

頭痛？睇腦科啦～

關節痛？睇風濕科啦，再唔係睇骨科啦～

專科同事好好，好快嚟到睇病人。轉頭已經寫低所有藥物治療同檢查。

護士：「長醫生，腦外科醫生提議 book 個 MRI brain 喎，加咗隻 XX 藥，取代咗你開嘅 XX 藥喎。」

「好呀，follow advice.」

註釋

1 當今主要的醫學治療模式，乃是先將人體切割成許多部分，然後才作診斷；因此，人體的每一寸都由相應的專科醫師所負責，此即所謂的「醫學專科化」。

只會 follow advice 的主診醫生

於是，我之後嘅巡房⋯⋯都唔知可唔可以叫做巡房喇。

"Follow dermatologist advice."

"Follow physician advice."

"Follow surgeon advice."

"Follow whatever advice."

天真無邪嘅姑娘，此時以親切嘅笑容向我踩多一腳：「主診醫生，仲有無藥要開呀？😊」

我當然以更加親切嘅笑容回禮：「😊😊😊 主診醫生乜藥都已經比人開晒喇，劑量都加到盡喇。我仲有咩可以做呢？You tell me！」

太過分了！

我忍住眼淚衝入軚，只喺確保架軚空無一人嘅時候，我才敢低頭落淚。😭

「究竟我喺度做緊乜呢？」

存在感喺我短短巡房嘅時間內消失了。

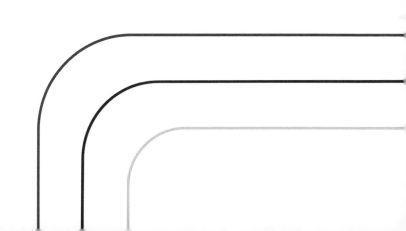

私營急症科醫生的存在感

雖然巡到懷疑人生，但日子總要過，工也一定要返。喺我思索緊我同專科詢問處嘅同事有咩分別嘅時候，我回到急症室睇症了。😄

我得到答案了！

一位病人到急症室求診，因為發覺自己腰痛，同小便有血。

「你好，剛剛檢查完，臨床檢查無大發現，整體病況好大機會係腎石嘅問題。」

病人：「原來係咁。好吖，我想住院做檢查同治療。我都擔心係腎嘅問題。我想睇丫醫生做我主診醫生，我親友睇開話佢好。」

「噢？丫醫生係腎科醫生呢～」

病人：「腎科咪啱囉？你都話係腎嘅問題吖嘛！」

「哦，唔係㗎。一般我地講腎科，係腎嘅內科醫生。通常處理例如腎炎，洗腎之類。腎石可能需要一啲外科上嘅治療，要睇泌尿科呢！」

病人：「哦哦哦！原來係咁。等我仲已經打咗比腎科醫生約咗佢喺病房睇嘛。好彩你講一講。」

即時存在感返晒嚟了！

急症科：診症把關第一線

要喺短時間內分清病人的醫學問題屬於邊一門專科，在我哋急症專科來看，理所當然。可能我哋已經做得太長時間，此動作已經好似反射一樣簡單。

但此工作從來不是一件易事。

急症室／急症醫學把關的角色非常重要。原因有很多，講講比較重要的兩點。

第一，就香港的醫療系統而言，急症室往往係病人求診，進入醫療系統的第一站（First Contact）。

緊急的病況固之然，但唔少非急症，亦會嚴重影響病人的健康，病人唔少時候亦求助無門。

基層醫療不足（例如街症門診 GOPD 配額不足，難拎籌之類），加上急症室年中無休，醫院配套亦較多（例如可即時照 X 光或做化驗），令到市民一有較為複雜的醫學問題，不論緊急與否，都聯想到「去急症室」，令到急症室長期迫爆。

其實此問題唔少國家地方都有，可是香港比較嚴重。久而久之，基層醫療少咗機會處理專科症，就越來越少傾向再睇。

病人亦都有同一論法，「睇普通門診或者診所都唔知有無用」，造成惡性循環。慢慢形成「唔去急症室都唔知去邊度睇」嘅文化。

所以急症室把關嘅工作就變得更重要。

就以上腎石例子為例，假設醫生判斷錯誤，轉介病人去睇腎科醫生。輕則花多咗無謂嘅金錢，重則耽誤咗病人的病情，可能會令到病人兜了一大圈都得不到適當的治療。

此情況尤其喺公立醫療體系更嚴重。

因為各專科門診輪候時間長的關係，我自己亦都唔止一次遇到，病人被轉介錯誤的專科，等了非常久的時間終於見到專科醫生，卻換來一句「呢個問題唔係睇呢科㗎喎」的情況，結果兜兜轉轉，小病等到變大病，受苦的只是市民。

香港醫療系統專科化帶來的問題

第二，推上一個層級，病人醫學知識相對少，唔知道自己的醫學問題屬於緊急與否，屬於哪一專科，絕對唔出奇。

可是香港整體醫療都傾向專科化，加上醫療資源不足，有時連病房醫生同事都可能遇上難題。

再用返腎石痛的例子。

由於人體神經線分佈的關係，有一部分腎石痛的病人，痛楚可以伸延至下腹的。若果痛楚發生在右邊的話，有機會同急性盲腸炎病徵重疊。

假設有盲腸炎的病人，因腹痛到急症室求診，但若然被急症室醫生診斷為腎石痛，收上泌尿科病房（又或者掉轉，腎石痛被收進外科病房），會發生何事？

由於醫療專科化的關係，專科病房的醫護都會集中處理該專科嘅症，變相少接觸其他「唔係自己專科」的病人。

懷疑盲腸炎，與懷疑腎石的檢查，化驗同治療方法都不盡相同。

專科病房醫護有冇可能「走漏眼」，「無諗過病人原來係盲腸發炎」，因而無做到相關檢查？是唔出奇的。

甚或可能病房同事可能都有懷疑是盲腸問題，但是資源所限，可能未能快捷安排相應的檢查。（例如腎石痛嘅標準影像檢查，可能係一張簡單的 X 光或是非顯影劑電腦掃描 plain CT，此兩項檢查並不能睇到盲腸有無發炎），可能到頭來又要先找另一個專科醫生會診再作安排。結果又會延遲診斷，對病人造成影響。

急症科：醫療系統的過濾器

我記得一位急症專科前輩曾對我講過：「比急症室 screen 過一浸，上面啲醫生易睇好多。起碼知道自己睇緊邊類型嘅症，錯極都有個譜。」

所以除咗救急扶危之外，急症專科喺香港嘅醫療系統亦都扮演一個好重要的角色，喺海量嘅求診病人當中做到過濾嘅作用，確保唔會「收錯專科」，轉介錯誤，令整體醫療系統順暢運作。

睇完急症室的症，放工又到巡房的時間。

又係同一個姑娘一齊巡房。😌

「長醫生，病人睇晒嗰幾科專科喇。一日內搞掂。非常滿意。仲有無出院藥加呀？😊」

「無嘢加喇。team work 嚟啫。快靚正，最緊要病人好返！😊😊😊」

無論喺外圍抑或內圍。

我哋嘅工作，原來一直喺核心之中。

這就是急症專科。

猛龍過江：
醫學壯遊

梁慕球醫生

急症科專科醫生，曾在澳紐及香港接受專科訓練，現職於瑪麗醫院。他對醫科教育及兒科急症有濃厚興趣，工餘時間多花在網球場上。

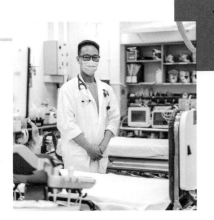

人生是一個旅程，而非終站。

拉爾夫・沃爾多・愛默生 [1]

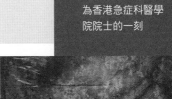

⬇ 與部門前輩攝於成為香港急症科醫學院院士的一刻

醫學壯遊第一站：
紐西蘭的奧塔哥大學醫學院

我熱愛旅行，有時覺得生命就像一次漫長的旅程。我是梁慕球醫生（Martin），我曾先後於澳洲急診醫學院（ACEM）及香港急症科醫學院（HKCEM）接受專科培訓，現供職於瑪麗醫院的急症室。25 年前，即 1997 年，我獲紐西蘭的奧塔哥大學（The University of Otago）醫學院取錄，巧合地香港急症科醫學院正是當年成立。那是我人生首次離家生活，亦是我透過醫學探索世界的開始，旅遊和醫學從此便交織出我往後的生命篇章。我在香港出生及成長，1993 年隨家人移民紐西蘭的奧克蘭。適應一個全新國度對我們來說既陌生又興奮。我和兄長有幸入讀當地一所非常卓越的中學，與一群成績優異的移民學生在學業上切磋共進。我們那一屆畢業生成績彪炳，成為該校最多學生獲醫學院取錄的其中一屆。朋輩奮進向上，成為我選擇投身醫療服務行業的最大動力。

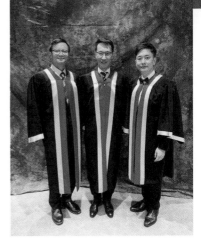

註釋

[1] "Life is a journey, not a destination" ── Ralph Waldo Emerson.

亦師亦友，
同心救人。

喜歡挑戰，選擇急症專科

父母一向採取比較開放自由的教育模式，從來沒有期望我以行醫為職業。我只記得祖父會偶爾表示，若我能夠成為家裏第三代牙醫會有多好。當年我同時獲牙科學院及醫學院取錄，最後我選擇入讀醫學院。醫學院無疑更具挑戰性，而救急扶危對當時的我來說亦較具吸引力。我一向喜歡思考如何解難，亦熱衷維修家裏的大小物品，這些偏好有益於我的職業。我偶爾會覺得是專科選擇了我，依我的品性不請自來，而我很慶幸被急症科醫學這門專科揀選。我第一次接觸急症科醫學，是透過一齣以醫療主題的美國電視劇系列「仁心仁術」（ER）。我記得跟隨主診醫生巡房時，大醫生竟然說這電視劇可作醫學教材。記得當年我們的醫學院並沒有急症科醫學，而基於個人選擇，我在尼泊爾加德滿都的急症部門完成我最後一年的部分選修實習。那次體驗讓我大開眼界，亦讓我對全球醫療服務不均有更深刻的體會，並且一直影響我以後行醫的方式。

多一分關懷，會讓世界變得更美好

2022 年國際急診醫學會議主題（ICEM 2022）[2]

穿上基本防
裝備應診

不論工作或旅遊，我會下意識追求緊張的滿足感。旅遊時我喜歡體驗及探索新的景點，我的「醫學壯遊」亦如是。我深信急症科醫學能讓我不斷探索，並滿足我的渴求。急症科醫學是專科中的後起之秀。急症科同仁四海一心，日新又新。人在急症大門會見盡生命的無常，在危急中應變，治重創者爭分，施復蘇時奪秒，緊張的心理狀態激發我每天做出最大的貢獻。相信只有少數的工種能夠真正在別人最需要時施以援手，甚至在最關鍵的時刻救回一命。急症科醫生這份工作帶給我極大的滿足。

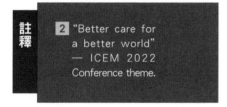

註釋
2 "Better care for a better world" — ICEM 2022 Conference theme.

醫學壯遊：周遊各地急症室

我曾在澳洲墨爾本工作 10 年，之前在紐西蘭和愛爾蘭的急症室服務。因為對探索的渴求，我以前從不落地生根。我從來沒有預期急症醫學會帶我走遍千山萬水。透過急症科工作，我有幸踏足尼泊爾、墨西哥及美國不同的州份，體驗不同的醫療系統之餘，亦認識很多極優秀的同事，或許將來有機會造訪非洲和南極洲也説不定。

醫學壯遊：海外專科醫生可豁免實習，回流香港

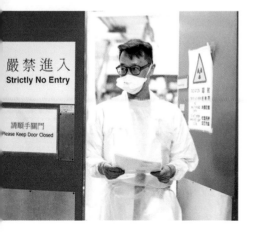

我跟太太在大學時代認識，她是影響我回流香港的關鍵。我們二人均在香港出生，亦有家人在港。經歷了超過 20 年在海外生活、進修和工作，我們認真考慮回港定居。就個人而言，我非常不願意離開已經

建立的舒適區,包括穩定的工作、收入和習慣的生活模式。2018 年我面臨職業生涯上最重大的挑戰。回港工作除了代表我需要降職、再培訓,並需重新考取香港醫務委員會的執業資格和香港急症科醫學院的專科資格之外,還有專科實習,以及各種新的未知數。全新的工作體系和截然不同的職場文化對我造成極大的衝擊,而我只能見步行步。實習一年的要求本來令我卻步;幸好,在參加香港執業資格試前出現了重大的轉機,立法會修例通過允許海外專科醫生豁免實習。機會總會在樂觀者最意想不到的時候出現。

重新適應新環境,以所學貢獻社會

我人生最大的挑戰成為了我最佳的決定之一。就我的職業生涯而言,我花了兩至三年在香港完成醫學考試、註冊執業、考取香港急症科醫學院專科資格並晉升為副顧問醫生。我終於回家,並以我所學與我出生地的醫療體系重新連結。回歸路上,我有幸贏得一眾同業的友誼,獲取不少職涯探索的機會,並能夠學以致用服務港人。

很多人問我,從澳洲回流香港並要重新適應新的工作環境是否很困難。礙於兩所學院並不設專科資格互認,要成功執業必需再培訓。兩地的語言、工作體系和工作量固然不同,適應需時。但在醫學專業全球化的年代,急症科醫生無論身處何方或陷於何種境地,皆要學習適應和善用資源。急症科醫生首要任務是拯救和改善病者的生活質素,舉世皆然。當然香港和澳洲亦有值得彼此學習的地方。澳洲因為公路事故頻繁,所以當地

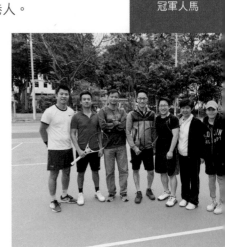

➡ 港島西聯醫管局網網球比賽冠軍人馬

的創傷處理系統及服務較完善；也因為大城市的醫院和區域城市及村落相距較遠，病人檢索系統比較發達和完善。而香港急症專科學院下設臨床毒理學亞專科，讓毒理學服務和教育資訊更容易獲得。廣而言之，香港需要進一步發展基層醫療，避免非緊急服務患者濫用公立急診室。澳洲也可向香港取經，解決病人滯留急症室等候入院的問題。無論哪裏的醫療體系，只要能夠從宏觀的角度審視整體的服務需要，患者將有更大的得益。

> 到頭來，你所擁有的，甚或是你個人成就根本微不足道。更重要的是你曾經付出過的努力、提攜過的人、善待過的生命。生命的重量來自付出、貢獻與回饋。
>
> 丹佐・華盛頓[4]

在醫學路上薪火相傳

不論是我個人成長或事業成就，一路走來實有賴很多良師益友。我衷心感激他們付出寶貴的時間和無私的分享。「師徒制」這個傳承模式見於不同行業，我非常慶幸碰到無數的良師為我引航指路。「看一次，做一次，教一次[3]。（See one, do one, teach one）」的醫學法則未必是金科玉律，但肯定與急症科醫學的實踐相乎。我相信我們的專科要進步，培訓必需精益求精，以吸引優良的畢業生投身急症科，以過來人的身份傾囊相授並引領他們朝正確的方向邁進。這正是我在港工作的目標。

註釋

[3] 威廉・豪斯泰德（William Steward Halsted）的醫學法則。

[4] "At the end of the day, it's not about what you have or even what you've accomplished. It's about what you've done with those accomplishments. It's about who you've lifted up, who you've made better. It's about what you've given back." - Denzel Washington.

生死相醫

香港急症科醫學院 25 周年

編著
香港急症科醫學院

責任編輯
梁卓倫、陳美華

美術總監
羅美齡

裝幀設計
鍾啟善

出版者
萬里機構出版有限公司
香港北角英皇道 499 號北角工業大廈 20 樓
電話：2564 7511　　傳真：2565 5539
電郵：info@wanlibk.com
網址：http://www.wanlibk.com
　　　http://www.facebook.com/wanlibk

發行者
香港聯合書刊物流有限公司
香港荃灣德士古道 220-248 號荃灣工業中心 16 樓
電話：2150 2100　　傳真：2407 3062
電郵：info@suplogistics.com.hk
網址：http://www.suplogistics.com.hk

承印者
中華商務彩色印刷有限公司
香港新界大埔汀麗路 36 號

出版日期
二〇二二年十二月第一次印刷

規格
特 16 開（170 mm × 230 mm）

鳴謝

李韡玲小姐
勞逸曦醫生
麥宗頤小姐